# 精神科病院で
# 人生を終えるということ

## ——その死に誰が寄り添うか

東 徹

# はじめに

世の中にタブーと呼ばれるものはいくつもあります。中でも、「精神疾患」はその最たるものといえないでしょうか。精神疾患について公に語られることは少なく、どのような病気であるかが一般的に広く知られているとはいえません。それどころか、精神疾患を持った方がどのような生活をしているのか、どこでどのように暮らしているのかを詳しくご存じの方は極めて少ないのではないでしょうか。

この本は、精神科単科病院という精神疾患の治療を専門とする病院を舞台とするお話を集めたものです。その中でも、一年以上の長期入院を余儀なくされていた方、そして病院で亡くなった方についてのエピソードを紹介しています。

これらは、精神疾患自体がよく知られていない中、おそらく誰も知らないといってよいほど社会の目から離れた場所での話ではないかと思います。その現実、実情をご紹介することで、少しでも精神医療がタブーから解放され、皆様の関心を向けられることになれば、という気持ちで書いたものです。想定した読者は、精神科以外の医療関係者ですが、精神科関係者にも「あるあるネタ」として共感を持っていただいたり、何かの参考にしていただければとも思っています。加えて、あわよくば一般の方にも読んでいただけるように、分かりやすい内容を心掛けています。

また、精神医療の話だけではなく、終末期医療など医療全般にわたることについても多くの字数を割いています。胃瘻や誤嚥性肺炎など、高齢者医療において避けては通れない話が随所に出てきます。その辺りについても、1つの見解を提示させていただきました。

これは日経メディカル Online という医療関係者向けのウェブサイトに、2015年3月から2016年9月にかけて連載したコラムを一部改変してまとめたものです。だいたい月1話のペースで書いたものですので、一気に読むと流れが少し気になるところもあるかもしれませんが、連載時の流れをそのままにしています。どこから読んでいただいても大丈夫だとは思いますが、初めから順番に読んでいただいた方がよりスムーズに意図をご理解いただけるのではないかと思っています。

エピソードの中には、心温まるような話もあれば、憤りを感じるような話もあると思います。そのようないろいろな感情を味わっていただければ幸いです。ひとくちに精神疾患といっても、人それぞれ全く違う背景があり、それぞれのストーリーがあるわけです。まずはそのことを理解していただければと思っています。

この連載を続けている間に衝撃的な事件が起こりました。相模原障害者施設殺傷事件です。そのことについても、最後の方で少し触れています。それほど深く掘り下げてはいませんが、この本を読んでいただければ、事件に対する印象もほんの少しだけ変わるかもしれない。そんなことも期待しています。

堅苦しいまえがきになってしまいましたが、中身は全体的に軽いタッチで書いています。あまり構えずに、気軽に読んでいただければ幸いです。

＊文庫版註
連載時の空気感を残すため、病名は現在も現場で広く普及するＤＳＭ－Ⅳ－ＴＲに準拠しています。

# 目次

カバーイラスト　国分チエミ

# 序章

# 死は希望だ

精神科医歴5年目が終わり6年目に入った東徹と申します。まだ、精神保健指定医（行動制限をすることなどが可能となる資格のこと）も精神科専門医も取得していない若輩者ではありますが、主に精神科以外の医療関係者の方々に向けて、精神科がどんなところで、何をしているのかというところをご紹介できたらと考えております。

僕が勤務しているのは、西日本のとある精神科単科病院です。古くから精神科に深い関わりのある地域で、開放医療に取り組んできた、それなりに歴史のある病院です。

## 精神科単科病院の「身体合併症病棟」とは？

ともかく、この病院に勤務し始めて3年が経過しました。精神科単科病院なので、他の科の常勤の先生はいません（非常勤の先生はおられます）。その中で、「身体合併症病棟」という病棟を担当してきました。「身体合併症」は精神科独特の言い方で、他科の方からすれば「精神疾患を合併した身体治療が必要な方」のことです。一般的な精神科医なら、聞いただけでちょっと腰が引けてしまいそうな名前です。「精神科」「身体科」などと分けること自体がナンセンスだとは思いますが、わざわざ「身体合併症」という言い方があるということは、やはり精神科医にとっては専門外のことが多いことも否めません。逆に「精神疾患合併症病棟」という病棟を考えてみてください。ちょっと腰が引けませんか？「身体合併症病棟」といっても、専門的な身体治療を行えるわけではありません。当院で対応できる程度を超えると、内科・外科の先生にお願いしたり、大きな病院に転院して治療するのです。身体疾患についてはあくまで「合併症」であって、その治療は僕だけが担当するわけではないのです。また、その「合併症」の active な症状が常にあるわけでもありません。

ざっくり言うと、長期入院の高齢者が多い病棟です。高齢になると複数の疾患を持つため対応が難しくなるのは一般の病院と同じです。具体的にどんな方々がいるかといったことはこれから書いていくとして、精神科の中でも少し特殊な病棟の話をご紹介することで、なかなか見えづらい精神科の内情を垣間見ていただく機会になること。そして精神疾患を持つ方々の実態や単科病院というものの実情、精神科と身体科との関連性について考えていただけることなどを期待している次第です。

## この病棟で、多くの方を見送った

本書でご紹介するのは、これまで僕が担当した方々の症例報告、というよりはエピソードです。思い出話といってもよいかもしれません。この本は冒頭でも書きましたように、身体科の医療関係者へのメッセージであり、学会発表や論文ではありませんので、症例報告という堅苦しい言い方よりは、エピソードと言いたいと思います。

そして、エピソードに登場するのは、僕が担当させていただいた中で亡くなってしまった方々が中心となります。このような選択をした1つの理由は、亡くなっておられるのでプライバシーの問題が比較的小さいことです。とはいえ、配慮の上、ある程度の改変をさせていただきます。

もう1つの理由は、僕自身の気持ちの整理のためです。これまでの3年間で担当した方のうち、20数人が亡くなりました。この数が客観的に多いかどうかは分かりませんが、主観的には多いと感じます。初めの1年が終わった時点で数えてみましたら、11人の方が亡くなっていました。その後は、数えなくなりました。今回このような原稿を書く機会をいただき、あらためて数えてみると上記のような数字だったと分かった次第です。

　そのようなわけで、主観的にとはいえ多数の方々を見送っていると、どうしても人の「死」に麻痺してくるような気がしてしまうのです。それが必ずしも悪いとは思いません。ある程度「死」について冷静に考えられるようになったと思います。しかし、何か後ろめたさのようなものがある気がするのも事実です。それをこの機会に振り返って書いてみることで、そのとまどいや困惑を少しだけ解消させていただこうという魂胆もあるわけです。それにお付き合いいただく読者の方々には申し訳ない気持ちもありながら、何かの参考にはしていただけるだろう、という開き直りもあります。

　僕の大好きなテレビドラマで「リーガルハイ」というシリーズがあります。法廷もので、弁護士版ブラックジャックというとざっくり要約しすぎですが、そのようなドラマです。2014年のスペシャル版は医療裁判の話でした。そのクライマックスで出てきた印象的なセリフに、「死は希望だ」というものがあります。詳しくはドラマを見ていただきたいのですが、またしてもざっくり要約すると、治験薬で患者が亡くなって遺族が裁判を起こした、しかし、それは無駄な死ではない、次に生かされるから、というような意味でしょうか。これを見て思ったんですね。次に生かされなかったら希望にならないな、と。

つまり僕が言いたいのは、これから書くことは、「死」を「希望」に変える作業である、と。……大ぶろしきを広げすぎましたが、理想的にはそういうことです。

## 長い前置きの後ですが少し言い訳を

さて、長い前置きはこれぐらいにして、本題に入っていきたいと思います。しかし、その前に注意事項、というか言い訳を挟んでおきたいと思います。

これから書く内容は、事実を基に改変された架空のお話であり、特定の人物の話ではありません。意図的に変えることもあれば、別の人の話をまぜることもあります。話を分かりやすくするために、ストーリーを「捏造《ねつぞう》」することもあります（「ゴーストライター」はいません）。もっと言えば、自分に都合の悪いことはたぶん書きません。そういう意味でおそらく美化されます。そういうものと思って読んでください。一人称を「私」や「吾輩」「小生」ではなく「僕」にしているのも、若輩者感を醸し出し、なんとなく同情を誘おうという作戦です。そういうものと思って読んでください。

ひょっとすると、医療的な疑問点もあるかもしれません。その場合は、ご指摘いただければ幸いです。ただしあくまで「架空の」お話ですので、実際の症例とは異なります。よって医療ミスではありません、あしからず。

あと、特定の薬剤の話が出てくることもあるかもしれませんが、宣伝の意図はありません。ディスる（批判する）つもりもありません。何か意図がある場合は、そう分かるように書きます。ただ、単なる思い出話にするだけでなく、ちょっとした医療的なコツ、Tipsも挟み込めたらと思っていますので、若干は出てくるかもしれません。

もう前置きは十分ですね。それでは始めていきたいと思います。用意はよろしいでしょうか。では、本編へどうぞ。

第1話

# 2つの腫瘍と1つの死。その日、彼女は拒絶した

ではここからは、精神科単科病院に勤務する僕が担当した方々のエピソードをやや改変してご紹介していきます。今回は、統合失調症で長期入院されていた女性のお話です。僕が担当したのは最後の数年間だけでした。「梅毒にかかっている」という妄想がずっとあり、病識がない方でした。精神科でいう「病識」とは、自身が精神疾患を有しているという認識のことをいいます。

この女性を、佐藤さん（仮名、享年86）とします。お会いするたびに毎回、「特に変わったことはありません。明日帰ります。そこにお迎えが来ることになっています」と言われました。しかし、退院の予定はありません。誰かが迎えに来ることもありません。親族はほとんど亡くなっており、連絡の取れる人もいません。かなりご高齢のため生活力に乏しく、現実的に退院は困難でした。低い身長にもかかわらず体重は80kg以上でかなりの肥満。歩行はなんとかできるという状態で、排泄にも常時介助が必要でした。今考えると、「今日」ではなく「明日退院します」と言っていたのは、ご自身の状況をある程度ご理解されていたからなのかもしれません。

僕が担当になってから、薬剤を少し変更してみました。根強い妄想がありますが、長期罹患とはいえ、薬剤を変更したら良くなるかもしれません。実際に薬剤の変更で改善されることも少なからずあります。しかし、果たしてその結果は、良くも悪くも全く不変でした。もちろん他にも試してみるべき薬はあるにはありますが、症状が悪くなるリスクも高いので、変更は1剤だけでやめました。

このように、治療を変更するわけでもなく退院のめどが立つわけでもないという方が精神科病院には多数おられます。精神科の長期入院にはいろいろ批判はあるのですが、現実的な問題として、退院できない方にとっては、QOL（Quality of Life）をできるかぎり高く保つという役割もあると思います。

## 突然の出血と、意外な検査結果

そんなある日、看護師から佐藤さんが入浴中に少量の下血をしたと報告を受けました。真っ赤な血液が数滴、椅子に付いていたとのことでした。診察に行った時には既に血痕もなく、さらなる下血はありませんでした。直腸診をしようとしましたが、佐藤さんは「いやです。私は病気ではありません」と拒否されました。出血源も不明だったため経過観察としました。その後しばらく出血はありませんでしたが、2カ月後、今度は下着に血液が付いていると報告がありました。

これはやはり何かあるかもしれないと思い、腹部CTを撮りました。当院は単科病院ですが、CTはあります。しかし造影CTはできません。とりあえず腹部の単純CTと胸部CTを撮りました。なぜ胸部CTも撮ろうと思ったか聞かれると困るのですが、高齢者はよく誤嚥性肺炎を起こしますし、久しく撮っていなかったので一度撮っておこうという判断です。うーん、根拠なく検査をするのは良くないかもしれませんね。

ところが、結果は意外なものでした。低吸収域を伴う子宮腫大があり、肺にも直径5㎝大の腫瘤が見つかりました。えーっと、どう考えればよいのだろう。精神科医の僕は身体科のことがよく分かりません。しかし、たまたま同僚に婦人科出身の精神科医がいたので相談しました。それから、2週間に1度だけ呼吸器内科の先生に来ていただいていたので、そちらにも相談しました。

子宮は子宮体癌の可能性もあるとのことで、MRIを撮ることになりました。肺に関しては、肺癌 Stage I の疑い、確定には気管支鏡検査が必要とのこと。この時点では、まだ佐藤さんに結果を伝えていません。どうすべきか判断しかねたので、病院で倫理委員会を開きました。

## 精神科病院での告知を考える

この状態で佐藤さん自身が正確な判断ができるとは限らない。不用意に伝えて混乱させてもいけない。かといって、相談するべき連絡の取れる家族もいない。成年後見人はいるが、治療方針は判断できない。検査をするにも移動も含めてある程度負担を強いることになる。年齢的に考えて、そこまでする必要があるのだろうか。しかし治療可能であれば、その選択を不用意に捨て去るわけにもいかない。

とりあえずの結論として、検査ぐらいは進めてみよう、ということになりました。また並行して、後見人に連絡の取れる親族を探していただくことにしました。

まずは子宮について。歩いて行ける近くの病院でＭＲＩは撮れるので、「ちょっとお腹の検査してみましょう」と説得してみたところ、意外とすんなり応じてもらえました。

しかし！　いざＭＲＩに入ろうとすると、肥満のためお腹が通らないとのこと。そ、そんなにですか……。というかＭＲＩの仕様ってそれでいいのか？　欧米人にはもっとfattyな人がいるだろう?などと文句を言っても仕方ないので、婦人科出身医師に相談の末、造影ＣＴに変更しました。

## お腹が通るＭＲＩを探して

が、やっぱりＣＴでは判断が難しい結果でした。結局、別の「お腹が通るＭＲＩ」のある病院を探してＭＲＩを撮ってもらいました。「そちらのＭＲＩは何㎝のお腹まで通りますか」という珍奇な質問に問い合わせ先の医療スタッフが戸惑われていました……。車で30分ぐらいの病院でしたが、この頃には徐々に検査にも慣れてこられたのか、すんなり受け入れてもらいました。診断は Stage II の子宮体癌。場合によっては手術可能ということが分かりました。

一方、肺癌についても大学病院の呼吸器外科に相談受診をしました。肺癌が疑われるが治療方針決定にはＰＥＴや確定診断に気管支鏡検査が必要とのことでした。

これで、子宮体癌、肺癌はほぼ確定。どちらも治療の余地があるというところまでは分かりました。この段階で、僕は本人に現状を伝えるべきだと判断しました。どう反応されるかは分かりませんでしたが、最終的には本人に判断していただきたい、と思いました。病棟看護師長と一緒に説明をしました。難聴もあるため、紙に書いて簡単に説明しました。

癌の可能性が高いこと、治療には手術も必要であること、治療しなければ命に関わること、などを繰り返し伝えました。

しかし、否認されました。

「私は癌ではありません。手術はしません。家が医者なので家で治します。不安になることを言わないでください。病院も移りません」（家は医者ではありません。妄想です）。

確かに妄想もありますが、否認は癌告知における代表的な反応の1つでもあります。推測しかできませんが、真剣な表情からは、癌であるということは内心理解されているようにも思われました。

どう考えるかは難しいところですが、告知をした上で、治療については明確に拒否をされたと判断しました。

## 本人が否認した後の治療は何が最善か

この頃、後見人から「姪と連絡が取れた」と報告がありました。しかし、関わることは拒否されたようでした。残念ですが、精神科長期入院の方には少なからずあることです。詳しいことは必ずしも分かりませんし、個々のケースで違うでしょうが、精神疾患であることとも関連した、いろいろな事情があるのだと思います。

そうなると、本人の意思表示、これまでの経緯を考えて、当院でできる限りの治療をするしかないと判断をしました。緩和ケアは、病気に伴う心と体の痛みを和らげることを指しますが、これも緩和ケアの一部といってもいいでしょう。緩和ケアは Best Supportive Care とも呼ばれることがあります。しかし、単科病院ではできることは限られます。精神科特例といって、看護師は身体科で義務づけられている人数の3分の2しかいないので人員が足りません。広い個室もありませんし、使える薬剤も限られます。その中で、Best ではないですが Supportive な Care をすることにしました。

この頃には食欲が落ち、体重も少しずつ落ちてきていました。次第に、浮腫も出るようになり、発熱も見られました。子宮内の感染でした。根治にはなり得ませんが、抗菌薬を使い、利尿剤を使いながらサポートをしました。倦怠感も感じていたのか、点滴を嫌がるなど治療に対する抵抗はほとんどありませんでした。しんどいとは言いながらも、疼痛はあまりないようでした。ゆっくりと意識が落ちていき、ある日の深夜に静かに息を引き取られました。病院に併設された仏間にて葬儀が行われました。出席者はほぼ全員が病院のスタッフでした。

２つの癌が同時に見つかったことは、珍しいとは思いますが、精神科単科病院の長期入院の方の終末像としては典型的であるとともに、非常に穏やかな例でもありました。

第2話

# 死してなお枕元に立つ

今回は享年78の女性、鈴木さん（仮名）のお話です。

長期入院というと、何十年も入院されている方を想像されると思います。そういう方も残念ながら大変多いのですが、多くの統計では入院が1年以上の例を長期入院としています。鈴木さんは晩年の7年間入院されました。長期入院の中では短い方（表現がややこしい！）ですが、非常に印象深い方でしたのでご紹介します。

## 「非定型精神病」は関西地方の〝方言〟？

鈴木さんは、若い頃に「非定型精神病」と診断され、入退院を繰り返してきました。冠動脈バイパス術の既往があったため、身体合併症病棟に入院となりました。といっても、術後経過は良好で、特に治療が必要な状況ではありません。このように、身体合併症病棟とはいえ、身体疾患がいつでも active なわけではありません。

「非定型精神病」というのは実は、精神科の診断基準ではバイブル的存在のＤＳＭ(Diagnostic and Statistical Manual of Mental Disorders) やＩＣＤには載っていません。主に関西地方以西でのローカルな診断名のようです。僕もいまだに概念がよく分かっていません。典型例、これぞ「非定型精神病」という方に出会ったことがないのです。

しかし僕の理解している範囲でいうと、統合失調症と双極性障害（躁うつ病）のまざったものということのようです。このような表現をすると、偉い先生方から怒られるかもしれませんが……あくまで大雑把な定義です。鈴木さんには統合失調症と双極性障害の両方の症状があったということにしておきます。

さて、鈴木さんは入院の数年前から認知機能の低下があり、認知症と診断されました。統合失調症があって双極性障害もあってさらに認知症も——と診断がてんこ盛りです。これもややこしいところで、なかなか本題に入れないのですが、精神科の紹介も兼ねているので少し説明しておきます。

## 見分けがつかない統合失調症と認知症

難しいのは、本当にそれは認知症なのかということです。統合失調症は大昔、早発痴呆と呼ばれた時期がありました。これは、「認知症のような状態に早い段階でなってしまう病気」という意味です。つまり、統合失調症は長期化して悪化すると認知症と区別がつかなくなることが多いのです。また、うつ病も抑うつ状態が遷延すると意欲の低下が著しくなり、認知機能が低下することはそれほど珍しいことではありません。このような前提がありながら、鈴木さんは認知症と診断されました。

さて、本当のところはどうなのでしょうか、よく分かりません。僕の勉強不足かもしれませんが、今のところそれらを区別する検査はありません。ＭＲＩやＳＰＥＣＴを撮っても確実には分かりません。というか、そもそも統合失調症もうつ病も診断する検査はありませんからね……。よくは分かりませんが、とにかく認知機能が低下したことは間違いないようです。ということで、認知症を合併したという前医の診断をとりあえず信用することとしました。

高齢者は疾患の合併が多くて何が何だか分からなくなるというのはおそらく身体科も同じですよね。精神科でもそういうものとお考えください。重要なのは診断ではなく、その時の状態です。診断が不確定なままでもしないといけないことは目の前にあります。

前置きが長くてすみません。長期入院の話だというのに、まだ入院すらしてませんね。

急ぎましょう。

## ほとんど全ての病棟を転々とし、ちょっとした有名人に

さて、認知症を合併した鈴木さんですが、夫と息子さんとの3人暮らしでした。物忘れだけでなく、大声を出したり粗暴行為が出るようになっていたため、当院に紹介され入院となりました。

やっと入院ですね。と一息ついている場合ではなく、ここからが大変でした。

鈴木さんの不穏はなかなかのものでした。とにかく声が大きい。「お薬ください」といった同じ要求を何度も大声で繰り返します。脈絡なく、コップで机を全力で何度も叩きます。カーン、カーンと病棟中に高らかに響き渡ります。(比較的) 若い男性だろうが女性だろうが、お構いなくいさかいになり、手を出し、出されます。

一度いさかいが起きてしまうと、お互いの関係が悪くなって病状にも悪影響があるので、多くの場合、病棟を移ってもらうことになります。そして移った先の病棟でもトラブルに

なり、また病棟を替わります。ということで、ほとんど全ての病棟を転々とされました。こうなると、約５００床の病院ですが、病院中で鈴木さんを知らない者はいません。ちょっとした有名人になっていました。

## 精神科医と不穏との攻防

精神科医たちも、手をこまねいてただそれを見ているわけではありません。大声、粗暴行為を止めるために、ほとんどの精神科医は薬剤を使います。これもいろいろと批判のあるところかもしれませんが、薬剤は必要だし、うまく使えば有効だと僕は思っています。とにかくなんとかしなければいけないのは不穏です。鈴木さんには、それはそれは様々な薬剤が使われました。

認知症薬（アセチルコリンエステラーゼ阻害薬など）、メジャートランキライザー（抗精神病薬）、マイナー（ベンゾジアゼピン系抗不安薬、睡眠薬）、気分安定薬（抗てんかん薬）。それぞれのカテゴリーにも効果の違う種々の薬剤があり、足したり引いたりしながらあれやこれやで手を尽くしました。

しかしメジャーを使えば歯車様固縮や小刻み歩行などの錐体外路症状は出るし、マイナーを使えば過鎮静となって褥瘡ができる、気分安定薬ではふらついて転倒。多剤併用になったり、ほとんど薬剤をやめて一からやり直すことになったりを繰り返しました。

その間、あまりにも不穏が強い時は保護室という部屋に入っていただき、施錠・隔離になったり、肺炎で点滴が必要な時は身体拘束になったりします。行動制限はしないですむならしない方がいいし、たくさん人がいれば人力でなんとかできるのかもしれませんが、現在のスタッフの人員数ではなんともできないのが現状でした。とにかく、精神科でされるほとんどの治療、処置を経験されました。

しかも不幸なことに、入院中に夫が亡くなり、しばらくして息子さんが亡くなりました。その時は相当ショックを受けられたようです。それで病状が悪化することもありました。

## 鈴木さんと僕の出会い

こうした状況が3年ほど続いていたところで、僕が病院に就職し、担当になりました。当時の僕は今より輪をかけて若輩者です。右も左も分からんとまではいいませんが、やっと右手がお箸、左手がお茶碗を持つ方と覚えたぐらいのところです。途方に暮れながらも、残された薬の組み合わせなどを検討し右往左往を始めました。

ここまで病状の悪いところしか書いてきませんでしたが、鈴木さんもいつでも不穏というわけではありません。いや、むしろ落ち着いている時間の方がはるかに長いはずなのですが、不穏になったときの瞬間最大風速が巨大竜巻級なので、そちらの印象の方が鮮烈なんですね。

では落ち着いているときの鈴木さんはどうかというと、これが、とても人懐っこいというか、チャーミングというか、かわいらしいというか。まるで別人のような——ではないですね。そう、それが本来の鈴木さんなのです。悪い状態ばかり見ていると分からなくなりがちですが、それは間違えてはいけないところです。

僕を見かけると、「先生、いつもありがとう」とにっこり笑ってくれたり、穏やかに話をしたり、そういう時間もたくさんありました。鈴木さんも調子が良い時は自分で冷静に振り返ることができて、「私、時々おかしくなるねん。抑えられんようになるんや」とおっしゃっていました。

そんな方なので、不穏の時は大変ですが、スタッフも憎めない（いやもちろん憎んだりはしませんけど）というか、むしろ好かれているようでした。

## みんな昭和歌謡が大好き

いろいろ治療を試した中で最も効果的だったのは作業療法でした。それまで大声を出していても、作業療法室に入った瞬間に満面の笑みになるのです。いつでも有効というわけではありませんでしたが、かなり高い確率だったと思います。

作業療法室で、昭和歌謡を聞いたり歌ったりするのが大好きでした。高齢の方はみなさん好きですけど、「青い山脈」、「高校三年生」あたりは鉄板ですね。いやぁ良い歌です。病棟でもよく流れているので僕も好きになりました。僕が作業療法室に行くと、ニコニコしながら歌っておられるのをよく見かけました。また、気分の良い時などは若い頃の話などをしてくれることもありました。

しかし、作業療法はいつでもやっているわけではありません。24時間作業療法をお願いしたいというのは病棟スタッフ全員の願いでしたが、そうもいきません。

## 調子が悪いときでも雑巾コール

では、作業療法がないときはどうするか。試行錯誤の結果、雑巾を縫っていただくというのが一番効果的であることが分かりました。もちろん、無理やり縫わせたわけではありませんよ。鈴木さんが雑巾を縫うのが好きだったのです。その証拠に、調子が悪いときも「ぞーきん、ぞーきん!!」と大声で叫ぶのです。布と針糸を渡すと、黙々と縫い始めます。そうしていると落ち着くようでした。

しかし、残念なことに鈴木さんは直線しか縫えませんでした。曲線を縫ったり、いったん止めて縫い直したりすることはできなかったのです。なので、端から端まで縫うと「針替えてください」と大声でスタッフを呼びます。その都度、スタッフがセッティングし直してまた縫っていただくというパターンでした。

このようなことを繰り返し、みるみるうちにたくさんの雑巾ができました。鈴木さんのご厚意もあり、スタッフで使わせていただきました。

書いていると、思いのほか、長くなってしまいました。すみません、話を進めましょう（余計な話が多い、という幻聴が……）。

## 不穏の前兆を見つけて対処

誰が発見したのか、鈴木さんには不穏になる前兆として「顎が出る（かなり微妙に）」というサインがありました。スタッフからも「あ、鈴木さん、顎出てる。これは危ない」などとささやかれたりしていました。そこで、前兆を見つけたら早めに抗不安薬を飲んでもらうという指示を出したりしました。そこそこ効果はあった気がします。

このように、いろいろ試行錯誤をしてきたわけですが、その結果、だいたいのパターンが分かってきました。「顎が出る」以外にも、夕方の食事前の時間帯に不穏になることが多いので「15時ぐらいに薬を飲んでもらう」といったように、服薬のタイミングなどをつかんできました。

担当して1年ほど経った頃から、ほとんど大声や粗暴行為がなくなりました。ある時、先輩医師に「あれ、そういえば鈴木さん最近落ち着いたね、どうやったの？」と聞かれたことがありました。その時は、ちょっと得意になりました。治療がうまくいった、と思ったわけです。

しかし、今考えてみると、本当に治療がうまくいったのかは分かりません。認知症も統合失調症も、ある程度機能が落ちてしまうとかえって落ち着いて病状が良くなったように見えるケースは多々あります。当時の僕もそれを全く分かっていなかったわけではないのですが、モチベーションが上がるのなら、多少の勘違いは良いのかもしれないとも思います。手探りでやっていくというのはなかなかしんどいので、小さな手応えもありがたいものです。いずれにせよ、それからしばらくは比較的穏やかな時間が多く持てるようになりました。退院というには程遠い感じではありましたが、静かに過ごされることが多くなりました。

## 転倒で発覚した重度の脳萎縮

ある日、鈴木さんが転倒して頭を打ったことがありました。病院によっては転倒するリスクが少しでもあれば身体拘束というところもあるようですが、当院ではあまり身体拘束はしません。別に特別な取り決めがあるわけではありませんが、文化、空気とでもいうようなものでしょうか。一応、ご家族がおられれば、できる限り転倒のリスクについては説明し、ご理解はいただいています。

転倒したので、念のため鈴木さんの頭部CTを撮ってみました。壁に頭が少し当たっただけで皮下出血もなかったし、CTを撮るほどでもなかったかもしれません。しかし、久しくCTを撮られていなかったので撮ってみたのです。

すると、出血、骨折は全くありませんでしたが、重度の脳萎縮があることが分かりました。認知症の方のCTはそれなりの数を見ましたが、なかなかないほどの萎縮でした。逆にこれほどの脳萎縮がありながら、よくここまで体力・精神力を保てているなと不思議なほどです。これは薬でどうこうできるレベルではないのかもしれないと感じました。おそらく早晩、精神・身体ともにいろいろな機能がもっと落ちてしまうだろうことは容易に想像ができました。

## 精神科の薬剤をやめても繰り返す誤嚥性肺炎との戦い

ここまで、まずまず穏やかな状態が半年ぐらい続いていたのですが、それもいつまでもは続きませんでした。誤嚥性肺炎を頻回に繰り返すようになったのです。いったん絶食して点滴で治療すると、肺炎は改善するのですが、食事を再開するたびにまた肺炎になるという繰り返しでした。

一般に、精神科の薬剤は嚥下機能を低下させるものがほとんどです。そこで薬剤はできるだけ減らすようにしました。しかし減らしても減らしても肺炎を繰り返します。最終的には、精神科の薬剤は全てなくなりました。それでも誤嚥はなくなりません。

不思議なことに、あるいは必然だったのかもしれませんが、薬をやめてもあまり大声を出されませんでした。いえ、少しは増えましたが、なんとか薬なしで見ていける範囲でした。それがなぜなのかは正確には分かりませんが、頭部CTの萎縮度合いを考えると、不穏になるトリガーのようなものまで萎縮してしまったのかもしれないとも思えました。まあ、科学的な根拠はない、ただの想像ですが、そんな風に感じました。

大声がなくなったのはよいのですが、やはり誤嚥は治りません。食事を再開するたびに肺炎を起こします。食事をしなければなんとか肺炎は治ります。しかし、栄養なしではどんどん体力が落ちていきます。当院でも、専門的治療とはいえないまでもある程度の嚥下訓練はしていますが、それでは追いつきません。それにあの脳萎縮があれば、限界があるのは明らかでした。

## 食べられなくなった後、どうしますか

食事が取れなくなったときの選択肢は大きく分けると3つ。通常の末梢点滴のみで診て

いく方法、中心静脈栄養、胃瘻造設です。いや、もう1つありました。誤嚥をしても食事を食べ続けていただくという方法です。この話は別の機会にするとして、どうするのか決めなければいけません。

鈴木さんは夫と息子さんは亡くなってしまいましたが、姪御さんがおられました。鈴木さんがかわいがっておられた方で、遠くにお住まいでしたが時々面会に来られていたので、その方に相談することとしました。もちろん、鈴木さんの意思が最優先ですが、鈴木さんの認知機能はかなり低下しています。終末期にはご家族のご意見も重要です。

果たして、姪御さんのご意見は、胃瘻造設でした。栄養は入れてあげたい、それには中心静脈栄養よりはより自然な形でということでした。そのことを、なるべく簡単に分かりやすく、鈴木さんにも説明しました。「ご飯を食べると、肺炎を起こしてしまう状態になっています。胃のところにお腹の外から管を入れてそこから栄養を取るようにすると、肺炎は少し起こりにくくなると思います。どうしても食べたいものは食べられますよ」。そのような説明でした。鈴木さんはだいたい理解された様子でした。「それならそうしてください」と言われました。

## 主治医の僕が胃瘻造設を決断したわけ

もちろん、胃瘻を造設すれば誤嚥性肺炎が完全に防げるというわけではありません。喉を通さずに直接胃に栄養を送るわけですから誤嚥のリスクは下がりそうには思えますが、胃から逆流性に誤嚥すること、唾液を誤嚥することは僕も理解しています。遅かれ早かれ、肺炎は免れません。免れませんが、その「遅かれ早かれ」がどの程度かは人それぞれです。すぐに肺炎になる人ももちろんおられますが、何年も胃瘻からの栄養で過ごされている方もおられます。

胃瘻造設には昨今様々な意見が飛び交っています。一般の方からもですが医療関係者からも否定的な意見が多く見られます。しかし当たり前の話ですが、場合によります。そして鈴木さんの場合では、本人の同意とご家族の希望と、主治医の僕の判断で胃瘻造設を決断したということです。胃瘻についての僕なりの考えはありますが、それはまた別の機会に譲ります。

そういうわけで、内科の病院に転院して胃瘻を造ってもらいました。すると、幸いにもしばらく肺炎は起こさなくなりました。そうなると、冒険心というか、少しぐらいは口から食べてもいいのではないかと思えてきます。スタッフからも、好きなものだけでも食べてもらったらどうかという意見が出ました。そこで、鈴木さんが「プリンが食べたい」と希望されたので、食べてもらいました。

鈴木さんは、そのプリンを「美味しいわあ」とにっこりしながら食べられました。ああ良かった、これぐらいなら大丈夫かな、と思った次の日、発熱しました。やはり嚥下機能は落ちていたのです。再び、栄養は胃瘻からのみにしました。何度か食事の再挑戦を繰り返しましたが、同じことでした。経口摂取は断念せざるを得ませんでした。

## 胃瘻からでもプリンは美味しい

それでも鈴木さんには食欲がありました。口からは食べられませんが、胃瘻から栄養が入ると満腹感を感じるようでした。「ご飯まだですか」と栄養の合間に何度も訴えられました。

そんなとき、ある看護師が、「胃瘻からプリンを入れてもいいですか」と僕に聞いてきました。

いやあ、いくらなんでも胃から入れても味は分からんだろうとは思いましたが、別に禁止するほどでもないので許可しました。

実際にプリンを胃瘻から入れてみたところ、鈴木さんはなんと「ああ、美味しい」と言うのです。にわかには信じられませんでしたが、ひょっとしたら香りが上がってくるなど、何か理由があるのかもしれません。ともかく鈴木さんは満足そうでした。

## 死してなお枕元に立つ

胃瘻造設から半年後、鈴木さんは亡くなりました。最期の数カ月は非常に穏やかだったので、精神科に入院を続ける必要はなかったかもしれません。しかし、姪御さんも鈴木さんも当院で過ごすことを希望されていましたので、診させていただいていました。精神科から身体科への転院はハードルが高く難しいということも理由ですが、今さら見知らぬ場所に移ることはしんどいのではないかという配慮がありました。
ある日、何のきっかけかは忘れましたが、病棟で鈴木さんの話になりました。
看護師A「鈴木さんのにっこり笑った顔は可愛かったなあ」
看護師B「声の大きさもすごかったですけどね」
看護師A「でもあの笑顔やったら全然許せるわ。昨日の夜も鈴木さん、私の枕元に来て笑ってたよ」
看護師B「そんなアホな（笑）。でも、今でもそこにいそうな気がしますね」 これは鈴木さんが亡くなって、1年以上経った後の会話です。

# 第3話

# その死に誰が寄り添うか

今回は高橋さん（仮名、享年75、男性）のお話です。高橋さんは高校卒業後に就職し、営業職に就いていました。会社には寮があり、そこに入っていました。その寮の仲間と、夜ごと飲み歩いたり麻雀に打ち興じていたそうです。その中でも特に仲の良い先輩、後輩が一人ずつおられたようです。

しかし30歳になった頃、高橋さんは統合失調症を発症します。株の投資をしていたそうですが、バブルが崩壊して行き詰まったことがきっかけではないかと考えられました。統合失調症発症の原因は、おおざっぱにいって、遺伝因子が半分、環境因子が半分とされています。ほぼ同じ遺伝子を有すると考えられる一卵性双生児で見ると、発症一致率がだいたい50％なのです。逆に言えば、全く同じ遺伝子でも発症する確率は半々ともいえます。

では高橋さんはどうだったかということですが、お兄さんも統合失調症で入院歴がありました。ですから遺伝的な要素もかなりあったと思われます。そのような背景に、バブル崩壊という環境因子が重なり発症に至った。というとそれらしい感じがしますが、本当のところは誰にも分かりません。もっと医学が進歩すれば分かるようになるのかもしれませんが、現状では、なんとなくこうかな、という推測しかできないのです。

## 自殺企図のある精神疾患患者への癌告知をどうするか

高橋さんの症状は、自分への悪口などの幻聴や、何者かから襲われるという被害妄想でした。統合失調症の典型的な症状といえます。幻覚妄想があると攻撃的になる方もいますが（身を守るためでしょうか）、苦しくて死んでしまいたくなる方もいます。高橋さんは何度か自殺企図があり、首を吊ろうとしたり、電車への飛び込みを図ったこともありました。精神疾患で自殺といえばうつ病という印象が強いかもしれませんが、統合失調症も自殺率は高いのです。ＷＨＯは、統合失調症の４～10％の方が自殺で亡くなると報告しています。

そのような症状のため入退院を繰り返していましたが、徐々に病状が進み、長期入院となってしまいました。残遺型統合失調症という言い方をしますが（最新の診断基準ではこの診断名はなくなりましたが、非常によく特徴を捉えた名称だと思います）、統合失調症に長期罹患すると幻覚妄想といった陽性症状、つまり派手な症状は少なくなります。代わりに、意欲低下や認知機能低下といった陰性症状が前景に立つようになります。前述の通り、昔は統合失調症は早発痴呆と呼ばれていました。そういう意味でも、統合失調症の中核は陽性症状ではなく陰性症状だという意見もあります。残遺型というのは、陽性症状は目立たなくなって派手さはなくなったが陰性症状が残った、というイメージでしょうか。

長期入院で高齢になってくると、当然いろいろな病気が合併する率も高くなります。高橋さんは72歳の時に大腸癌が見つかりました。転院して手術を行い、いったんは取りきったと思われました。しかし2年後、肝臓と肺に多発転移が見つかりました。

その時、再発に関しては告知されませんでした。残遺型に移行していたとはいえ、以前は自殺企図を繰り返していた方です。動揺して症状が再燃する恐れがあるのではないかとの判断で告知は見送られていました。

## 家族と絶縁状態の高橋さんにとってのキーパーソンは誰か

さて、この告知を見送るという判断をしたのは誰かということですが、この時点では僕はまだ主治医ではありませんでした。最終的に判断したのは前主治医なのですが、その意見に強く影響したのは、会社の寮で一緒だった友人の先輩、後輩の意見でした。

統合失調症を発症してからまもなく高橋さんは会社を辞めています。それでも友人関係は続いていました。悪くなった時も、良い時も、この友人２人が陰になり日向になり面倒を見てくれていたのでした。癌の告知については、友人の前に家族に意見を聞くべきだろうと思われるかもしれません。そしてそれは、その通りです。しかし、高橋さんは家族とは絶縁状態でした。詳しくは分かりませんが、おそらく病状が悪い時に、家族にかなり迷惑を掛けたことがあったのだと思います。10数年前に、家族から「一切連絡はしないように」というＦＡＸが病院に届いて以来、連絡は途絶えました。電話番号も分かりませんでした。そこで、一番親しい人として友人に意見を聞くことになったわけです。

癌の再発が分かった時点で、余命は約半年と告げられました。ただ、その時はまだ特に自覚症状もない段階。そこでとりあえずは様子を見て、そのまま入院生活を続けるということになっていたのです。

## 精神疾患患者の癌は予後が良い？

そんなことが決まった頃に、僕が主治医になりました。なぜこの時期にと思われるかもしれませんが、世の中いろいろと事情はあるものです。そんな事情をつらつらと書いても仕方がないので省きますが、とにかく僕が主治医になりました。

しばらくは何事もなく過ぎました。引き継ぎで、癌の多発転移があり余命は半年と聞いてはいましたが、あまりに何も症状がないので忘れてしまうほどでした。そうこうしているうちに1年がたちました。これはたまたまなのかもしれませんが、精神疾患を持っている方は、癌の宣告から余命が長くなることはあっても、短くなった方は僕の場合、経験がありません。まあ偶然でしょう。とにかく、高橋さんは1年間無事に過ごしていました。

しかしついに症状が出てきてしまいました。食事が取れなくなったのでCTを撮ったら、肝臓、肺の転移巣が大きくなり腹水が溜まっていました。

## 終末期を迎える場所問題

さて、ここで次なる問題が生じました。どこで終末期を迎えるかということです。当院は精神科単科病院で、できる治療は非常に限定的です。検査体制、薬剤に関しては、総合病院、ましてやホスピスに比ぶべくもありません。

ここで、病院内で会議を開きました。再発を告知するのか。それを誰が決めるのか。検討の結果、再度友人に相談することになりました。

友人の意見は、ホスピスに転院でした。先輩の方の友人の家族がホスピスに入院していたことがあり、とても良い印象だったとのことでした。それで、ホスピス転院を主張されたわけです。しかし、高橋さんがホスピスに入るにはいくつか越えなければいけない壁がありました。

希望してもすぐに入れるとは限りません。その前に本人が入院を希望しなければいけませんし、そのためにはまず告知をしなければいけません。告知で動揺しないか、その心配についても相談しましたが、残遺症状で認知機能は落ちてはいるものの十分理解力は保たれているし、ことここに至っては、やはり本人が決めるしかないだろう、ということで友人もスタッフも合意し、告知をすることになりました。

## 終末期を告知……その意外な結末

もちろん、手術に際して既に病名は告げています。しかしその時点では治る見込みがあっての説明です。今回は、どう治療するかではなく、どういう最期を迎えるかという相談ですから、やはり意味合いが違いました。

果たして、癌の再発、余命、現在の状況を説明したところ、幸いにもこちらの心配をよそに、高橋さんはいたって冷静に受け入れられました。案ずるより産むが易しとはいいますが、それはうまくいってすんだ後だからいえることです。僕も、一緒に説明に加わった看護師も、かなりの緊張感を持って臨みました。

いや、受け入れたといってもホスピス入院を受け入れたわけではありません。当院での入院継続を希望されました。今から新たな環境に行くのは嫌だとのことでした。「できることは限られていても当院にいたい」と。本人の考えはかなりはっきりしていたので、僕もスタッフも、「なるほど、それならそれで当院での治療体制を考えていこう」という方向にわりとすんなり心を決めました。

## 友人がホスピス入院を強引に勧めた理由

ところがその後も、この友人２人がかなりの粘りを見せました。ホスピスのパンフレットを持ってきて高橋さんに見せたりしていました。そして、「強引に言えばその気になる性格だから、先生からもちょっときつく言ってみてください」とまで要望されました。ちょっと強引だなと思いましたので、よく事情を聞いてみると、どうやら当院は友人宅から遠くホスピスは近いので、近くのホスピスに入ってもらった方がお見舞いに行きやすい、毎日でも行けるから、ということのようでした。

何と勝手な、自分の都合で人の入院先を変えるなんて、と思いますか？　まあ正直、ほんのちょっとは思いましたよ。しかしですね、それ以上に、家族とも疎遠になってしまった人の最期を看るために、毎日でも通おうとする。これは並大抵のことではないなと感じました。そんなわがままなら許されるのではないか、という気さえしました。その友人たちも大変優しい方々ではありましたが、そこはやはり高橋さんの人徳としか言いようがないところもあったのでしょう。

## 寄り添う人は家族とは限らない

とはいえですね。本人の希望は当院で過ごすことなわけです。再度高橋さんにも意思を確認しました。それをもう一度友人にも説明しました。「お見舞いに毎日行こうというお心は大変素晴らしいし、高橋さんにとってもありがたいことだとは思いますが、それで高橋さんがしんどい思いをするのであればどうでしょうか」と。

するとすぐに理解していただき、「当院での治療をお願いします」と言われました。もともと、高橋さんのためを思ってのことですから、頑なに転院を主張していたわけでもありません。快く了承いただき、当院で一緒に看取っていくこととなりました。

それから2カ月後に高橋さんは亡くなりました。幸い、それほど強い苦痛を訴えることもなく、麻薬も不要で、倦怠感に少量ステロイドを使用したのみでした。結果的には当院でもある程度の緩和ケアはできたのかな、と思います。

実は、友人方といろいろ相談している間に、高橋さんの妹さんの住所が分かり、当院から手紙を出しました。その返事には、「面倒を見ることもお見舞いに行くこともできないが、そのような友人がいることはありがたいことなのでお任せしたい」という旨が書かれていました。

その死に誰が寄り添うか。

今話のタイトルは、本書の副題と同じになりましたが、今回は、それは友人でしたというお話です。

第4話

# 説明が足りない！

今回は田中さん（仮名、享年78、男性）のお話です。田中さんは幼少期から精神遅滞がありました。精神遅滞とは、教科書的にいえば「知能が明らかに低いこと、社会生活場面における適応水準が低いこと」となります。この点に関しては共通ですが、精神遅滞の病態というか実情は個人差が非常に大きく、一言では言い表しがたいものがあります。病因も様々で分からないことの方が多いですし、もっといえば、病因などないともいえます。

## 謎が多い「知的能力障害」患者の精神疾患合併

初めから細かい話になって申し訳ありませんが、精神疾患の診断・統計マニュアルの「DSM－IV－TR」までは日本語で「精神遅滞」と呼んでいた群は、最近更新された「DSM－5」では「知的能力障害」と呼ぶことになったようです。以前から日常用語では知的障害と言われていましたし、実情を表す言葉としてもこちらの方が分かりやすいかもしれません。ということで、このコラムでは今後「知的能力障害」と呼ぶことにさせていただきます（まだしっくりこない……）。

「知的能力障害」には重症度がおおまかに分類されています。軽症、中等症、重症、最重症です。以前の「精神遅滞」の重症度はＩＱ（知能指数）が1つの基準として提示されていましたが、「知的能力障害」はＩＱに左右されず、適応機能によって分類しましょうという方針になっています。

田中さんの重症度はというと、中等症〜重症ぐらいでした。中等症というのは、食事、着替え、排泄、衛生などの身辺処理はできるが、教えるのに時間がかかって促しが必要という状態で、重症は、日常生活全般に支援を要する状態です。

僕が担当した頃には、状態として重症となっていましたが、もともとは中等症だったようです。知的能力障害がある方はそれだけでも大変ですが、少なからぬ人に他の精神疾患が合併します。例えば統合失調症であったり、うつ病であったり。そして知的能力障害の方の精神症状は非典型的なものが多いようです。薬物療法があまり効かなかったり、副作用が強く出たり。あるいは、逆に薬剤が不要だったりします。なぜかと言われてもよくは分かりませんが、そもそも統合失調症やうつ病の病因も解明されていないわけですから、さらによく分かっていない知的能力障害が合併したらどうなっているのかは、全く分からないといってもよいぐらいです。そういうわけで、知的能力障害の方の治療は手探りでやっていかなければどうしようもないというところがあります。

## 田中さんの好きなこと

さて、田中さんの場合は、統合失調症を合併していました。合併したというよりは、幻聴や妄想があったので、そのような状態をそう呼んだということですね。幼少期から訳の分からない（周囲から見て、という意味です）ことを言ったり、粗暴行為があったりしました。そのため、20歳頃から長期間入院していました。一時期は退院してお母さんと2人で暮らしていた時期もあったようですが長くは続かず、再入院してその後も長期入院を余儀なくされていました。

田中さんは、入院中も他の方とたびたびトラブルを起こしていました。暴力に及ぶこともありました。幸か不幸か、体が小さく力も弱かったので大事には至らなかったようです。だからといって放っておいていいわけではありませんが、薬剤をたくさん使えばそれで解決するというものでもありません。薬剤を大量に使えば副作用が起きます。田中さんの場合は誤嚥性肺炎をよく起こしていました。これは薬剤だけのせいではありません。田中さんは食べることがとても好きでした。好きなのはよいのですが、好き過ぎるからなのか、一気に食べてしまうのです。よく噛まずに飲み込んでしまう。それも誤嚥性肺炎の原因だったように思います。

## 僕と田中さんの初めての出会い

田中さんが76歳の時、僕が主治医になりました。なったその日は、ちょうど病棟のレクリエーション（以下、レク）の日で、お花見に行かれていました。ここでまた少し脱線しますが、精神科関係者以外の方にはもしかしたら「レク」とは何のことか分からないかもしれませんので、少し説明します。精神科には、病棟の中から希望者複数名がスタッフ同伴で外出するというレクがある病院が多いと思います。泊まりがけで行くこともあります。

レクには、１つは社会復帰のためのリハビリという意味があります。病院にずっと籠もっていると社会からどんどん隔絶してしまい、より社会機能が落ちてしまう。それを防ぐためです。もう1つの意味は、これはおそらく表向きの意味ではないと思いますが、その名の通り、娯楽のためです。長期入院ということは、実質、病院に住んでいるということです。住所が病院の方も多くおられます。つまり図らずも生活の場になってしまっているということです。そのような状況の方に少しでも人生を楽しんでいただこうという意味があると思います。特にそのように明文化はされていませんが、当院のレクに関しては、僕はそう解釈しています。もちろん病院は治療をする場所ではありますが、様々な理由で退院できない方には、必要なことだとも思います。

話を戻しましょう。僕が主治医になった日、田中さんは花見レクに行っていました。初めてお会いしたのは、田中さんが病院に戻ってきたら39度の発熱がある、とナースコールで呼ばれた時でした。花冷えで風邪でもひいたのかと思ったのですが、同伴していたスタッフによると、お花見の時にご飯をかき込んで食べてむせていたということでした。胸の音もゴロゴロいっており、CTも取ってみたところ、誤嚥性肺炎でした。

## 食べることが好きな田中さんと誤嚥性肺炎との戦い

それ以降、僕と田中さんの関わりは、ほとんど誤嚥性肺炎との戦いに尽きるといってよいでしょう。さらに誤嚥しても困るので絶食で点滴治療になるわけですが、田中さんはそれで食事が取れないのがとてもつらいのです。「ご飯、ご飯」とスタッフに要求を繰り返します。なんとか我慢してもらって肺炎が治ると、食事を少しずつ再開していきます。しかし、そう長く経たないうちにまた発熱して、CTを撮ると肺炎になっている、という繰り返しでした。ゆっくりよく噛んで食べるように何度も説明し、横でスタッフが付き添って注意しながら食事を取ってもらうのですが、なかなか守ってもらえずかき込んでしまうのでした。

誤嚥を繰り返す以外は、身体は悪くありませんでした。歩行もしっかりされていますし、食事も自分で取られます。しかし、後で分かったことですが、どうも嚥下機能のみが極端に低下していたようでした。原因はよく分かりません。もちろん薬剤の副作用も考えられましたが、かなり減らしましたのでそれほど多い量ではなかったですし、他の副作用はほとんどありませんでした。加齢といっても、ちょっと機能低下が早すぎるような気もします。その辺りが、知的能力障害ならではの予測の難しさだったのでしょうか。画像検査だけでは分からない、脳の器質的なダメージがあったのかもしれません。それに伴い、薬剤の感受性が違ったのかもしれません。とにかく、知的能力障害のある方の症状は予想がつかないことが多いという印象がありますが、田中さんもそのような一例だったと思います。

そうして、食事を取るたびに肺炎を起こすようになりました。その頻度も増えてきたところで、それまで肺炎治療や食事再開の仕方について相談させていただいていた非常勤の内科医師から、胃瘻も考慮してはどうかと打診がありました。確かに、あまりに頻回に誤嚥を繰り返していたので、それは検討しなければならないとは僕も感じていました。前にも書きましたが、胃瘻で誤嚥性肺炎が完全に防げるわけではありません。しかし食事をするたびに肺炎になることを考えると、胃瘻にすれば少しはマシだろうという考えです。また、胃瘻を造っても食べることはできます。好きなものだけを少量でも食べられたらよいのではないか、という考えもありました。

そこで、僕と内科医師から、本人、ご家族に胃瘻のメリットとデメリットを説明しました。実際のところ、田中さん本人は、状況はそれほど理解できていなかったように思います。しかし、それまで妹さんご夫婦がよくお見舞いに来ておられました。田中さんが若い頃には、病気のことをあまり理解できていなかったこと、十分な面倒を見てあげられなかったことを悔やむ気持ちもあったそうです。面会のたびに食事の差し入れなどもしていただいていました。妹さんご夫婦は、田中さんが誤嚥を繰り返すこと、嚥下機能が悪いこともよく理解しておられました。

中心静脈栄養の選択肢もありましたが、田中さんは運動機能にはほとんど問題がなく、長時間の点滴は明らかにQOL（Quality of Life）が下がることが予想されました。それらを説明し、胃瘻造設、中心静脈栄養という選択肢がある中でも胃瘻が最も有力な方法ではないかということを、本人と妹さんご夫婦に伝えました。すると、その時がちょうど肺炎が治っていた時期でもあり、もう少し様子を見たいとのことでした。こちらとしても無理に勧めることではありませんでしたので、希望に沿うこととしました。

田中さんは、胃瘻造設を打診して様子を見ると決めてからも半年ぐらい、やはり誤嚥性肺炎を繰り返しました。肺炎になるたびに食事を止めていたので、体重がかなり減り、痩せてきました。全体的に活気も落ちてきました。そこでもう一度、妹さんご夫婦に相談したところ、胃瘻を造ってみるとのご返事をもらいました。田中さん本人にも、ご家族が同意していること、胃瘻を造っても好きなものは少しなら食べられることを説明し、胃瘻造設に同意していただきました。

## ついに胃瘻を造設

先述の当院に非常勤で来てもらっている内科医師が、常勤として勤めておられる病院で胃瘻を造っていただきました。嚥下訓練もしていただく予定でしたが、田中さんの協力が得られないため早々に断念し、数日で当院に帰って来られました。その時に嚥下機能評価をしてもらったのですが、ほとんど嚥下反射がなかったとのことでした。

それからしばらく、肺炎は起こりませんでした。微熱はありましたが、高熱が出ることは少なくなりました。唾液は誤嚥していたとは思いますが、少量だったのでそれほど炎症が起こらなかったということかもしれません。直接経口摂取をしないことが功を奏していると思われました。まあ、たまたまそういう時期だったのかもしれませんが。胃瘻を勧めたということで、僕の方にそのようなバイアスがかかってそう見えていただけかもしれません。ともかく、2カ月ほど経った時点では胃瘻造設の判断は、結果的には悪くなかったという感触でした。

しかし、なぜかそれからも体重は減り続けました。栄養はそれなりに入っているはずなのですが、どんどん痩せていきました。内科医師に相談すると、原因はよく分からないが、内臓機能が衰えてきていたのかもしれないし、依然として誤嚥性肺炎が続いており、それで消耗しているのかもしれないとのことでした。

何より食べることが好きだった田中さんは、胃瘻造設後も変わりませんでした。胃瘻をしている時も、「ご飯、ご飯」と要求されます。もともと絶食するつもりではなく、少量は好きなものを食べていただく予定だったので、田中さんの好きな甘いもの、チョコレートなどは食べてもらっていました。しかし、徐々にそれでは我慢ができなくなってきました。肺炎になってしまうから食べ過ぎないようにとスタッフが注意をすると、怒るようになりました。暴力も振るうようになりました。夜間も起き出して、ご飯を要求するようになりました。身体拘束をせざるを得ない時間も増えてきました。

## 胃瘻で誤嚥性肺炎を避けるか、好きな食事を再開して寿命を縮めるか

そこで、再度、妹さんご夫婦に相談することにしました。これ以上食事を止めることは、果たして本人にとって幸せなのか、疑問に思われてきたのです。といっても、食事を再開すればまた肺炎になることは目に見えています。嚥下反射がほとんどないのですから当然です。つまり、食事を再開するということは、肺炎になること、そして寿命を縮めることを意味します。ここから先はどちらを選んでも苦渋の選択でした。

すると、妹さんご夫婦も田中さんの食べたいという要求、それが思い通りにならない苦しみを理解されました。そして、食事を好きなだけ食べていただく方針としました。もちろん、それに伴って肺炎を起こすこと、そうなったらいつどうなってもおかしくないこと、場合によっては、喉詰めを起こして亡くなってしまう可能性があることも説明しました。胃瘻でも体重が減っており体力がかなり落ちていることも説明し、食事を再開する以上、それほど長くは生きられない、早ければ1週間も持たない可能性がある、いつ亡くなってもおかしくないので、これから先はなるべく毎日でも会いに来ていただきたいと説明しま

した。

妹さんご夫婦は理解されたようでした。その時は……。

食事を再開すると、田中さんはとてもうれしそうでした。肺炎になる可能性についても何度かは説明しましたが、あまり理解はできていないようでした。あまりそればかり言っても気分がよくないだろう、すでにそういう段階ではないと判断し、その後は特に何も言わず、好きなものを好きなだけ食べてもらうことにしました。たこ焼きややきそばなど、とても美味しそうに食べておられました。妹さんご夫婦に「早ければ1週間」とは言いましたが、2週間ほどは何事もなく、元気に過ごしておられました。妹さんご夫婦もその間は何度かお見舞いに来られて元気な様子を見て安心して帰って行かれました。

しかし食事を再開して1カ月を過ぎた頃から、発熱が続くようになりました。表面的には元気にも見えましたが、消耗しているのが明らかでした。好きなだけ食べていても、相変わらず体重は減り続けていました。妹さんご夫婦には状況の連絡はなるべくしていましたが、徐々にお見舞いの回数は少なくなっていました。元気そうに見えて安心されていたのかもしれません。

それからしばらくして、田中さんはベッドから起きられなくなりました。数日後、食事再開から6週間ほどたったある日の夜間に亡くなりました。

## 医療者と患者家族、すれ違う思い

本当にいつ亡くなってもおかしくないと思いながら食事を提供していた、僕を含めたスタッフとしては、期待していたより長く生きられたので良かったと思っていました。ところが、亡くなったことを妹さんご夫婦に知らせたところ、「亡くなったのが急すぎる、そんなことは聞いていない」と怒られました。上記の通り、僕としては説明していたつもりだったのです。

後から考えてみると、最もしっかりと説明したのは、食事を再開する直前の説明で、それ以降は、「今のところは元気にされています」とか、寝たきりになってからも、「今のところ、熱はありますが血圧などに異常はありません」という説明が多かったように思います。こちらとしては、いつ亡くなってもおかしくないという説明はした上で、それでも予想以上に長く生きられたということから、元気な方を強調して説明してしまっていたのかもしれません。そして、田中さんも元気に見えることが多かったので、妹さんご夫婦としても次第に安心するようになってしまったのかもしれません。若い頃に十分に面倒を見てあげられなかったという後悔の念も関係があったのかもしれません。

その後、説明が足りなかったことを謝罪し、こちらの認識を再度説明してご理解いただきました。訴訟のようなことにはなりませんでしたが、いずれにしても、最後に十分な説明ができていなかったことは非常に悔やまれます。医療者と家族の病状の認識の違いというのは思っていた以上に大きく説明が難しい、ということを痛感させられ、反省させられる経験でした。

第5話

# 履かずの靴下

本書は、序章でも書きましたが、精神科単科病院で亡くなった方のお話を書いていくというのがコンセプトです。ですが実は、連載開始前に編集担当者から「亡くなった話でもいいけど、助かったとかうまくいった話も需要があるのでは?」というご指摘をいただき、そうかもなあとも思っていました。しかし、やはり一番伝えたいのは「精神科単科病院で亡くなる人というのはどのような人生を送った人なのか」ということだったので、結局このコンセプトを採用していただいたという経緯があったのです。まあ読者の皆様にはこんな裏話は「知らんがな」という話でしょうけれど。

そういう経緯を踏まえまして、今回は少し趣向を変えて、助かった話をします。ちょっと休憩、箸休め的に読んでいただけたらと思います。

なにせ助かった話ですので、まだご存命です。そういうわけで、今回はいつも以上にプライバシーに配慮して、個人情報を極力省きます。どうせ、そこは主題ではないのです。しかし、便宜上仮名は必要ですので、伊藤さんとします。70歳代男性です。僕は主治医ではありませんでした。

## 当直で「引く人」「引かない人」

　ある冬の日、僕は当直（夜間宿直）をしていました。特に入院も急変も大きな事件もなく穏やかな夜、すやすやと寝ていました。当院の当直は本当に当たり外れが大きくて、一睡もできずに、そのまま次の日もフルで働かなければならなくなることもありますが、何事もなければゆっくり寝られる日もあります。

　医師、看護師などを含む当直業界では、人によって「引く人」「引かない人」という言い方がよくされているのではないかと思います。ざっくり言えば、当直が忙しくなる人が「引く人」ですね。何を引くのかは明らかにされていません。明らかにしないのがいいんですよね。○乏クジとか言うと、露骨というかちょっと患者さんに失礼だし、具体的に特定するより、いろいろな含みを込めて「引く」、というのがかえって実態を表している気もします。

　さて僕はというと、どちらでもありません。引くときは引くし、引かないときは引かない。当たり前ですね。いや、それでも波というものがあります。確率には偏りがありますよね。偶然によりますから、必ずしも均等に仕事が舞い込むわけではありません。どうやっても、引かない日、引く日は偏ります。すると、「引かない」波が来ている時期はだんだん油断してくるんですね。平穏な当直が続くと、今日も大丈夫だろうという根拠のない気の緩みが出てきます。しかし、当然いつかは「引く」波に変わるわけで、結果的にはその日がそうでした。

## 突然鳴ったPHS、そして告げられた「喉詰め」

当直は仕事なのですから、基本的には家にいるよりも楽なはずがありません。しかし、ただ1つだけ利点があるとすれば、比較的朝遅くまで寝られることです。少なくとも通勤時間分は睡眠時間を稼げます。着替える時間もいりません。大したことではないのですが、朝が弱い僕は、そこだけは当直も嫌いではありませんでした。そういうわけで、その日の朝も遅くまで寝ていました。

すると、真冬のまだ薄暗い明け方、寝ている僕の枕元に置いたPHSが突然鳴りました。まあ、ＰＨＳはいつでも突然鳴るわけですが。もうすぐ鳴りますよーと言ってから鳴るＰＨＳはまだ見たことがありません。とにかく、僕はＰＨＳで突然に起こされたわけです。

寝ぼけた声で、「はい」と不機嫌な声（そういうつもりはなくても寝起きは不可避的にそうなりますよね）で答えました。すると、「伊藤さんが急変です。すぐに来てください」と看護師のうろたえた声。「どうしたんですか」と聞くと、「喉詰めです」との返答。まだ寝起きで頭がはっきりしません。冬の朝は寒いです。起きると足が冷たい。えーっと、靴下、靴下、と手を伸ばそうとした時、はっと我に返り、いやいやそんな場合か！と裸足で靴を履いてダッシュしました。

## 裸足の足にしみる雪

喉詰めは、精神科病棟では割と頻回に起こる急変事例です。特に高齢者が多いようです。精神科の薬は基本的に嚥下反射を低下させます。それに前回書いたように、ゆっくり食べられずにかき込んでしまう方も少なからずおられます。時には精神症状から、石けんなどの異物を飲んでしまう方も少なからずおられます。もちろん、窒息したら命に関わります。一刻を争いますから当然ダッシュです。

当院は、当直室と病棟の間に道路を挟んでいます。だから、一回外に出なければいけません。当院は市街地から少しだけ離れた山の麓で、気温が低いのでよく雪が積もります。折悪しく、その朝はそこそこ雪が積もっていました。その中をダッシュです。こけないように気をつけて、ザックザック音を立てながら走ります。僕の靴は、通気性のためにクロックスのような穴の空いたシューズでした。その穴から裸足の足に雪が入ってきます。冷たいとか言ってる場合ではありませんが、その冷たさで眠気は消え、徐々に頭もシャキッとしてきました。

さて、伊藤さんの部屋に着くと、看護師が心肺蘇生をしながら掃除機を喉につっこんでいます。ご存じかもしれませんが、喉詰め専用の掃除機というのがあるのです。

喉詰めの時、看護師は医師が到着するまでそれで異物の吸い取りを試みます。しかし、残念ながらそう簡単には吸えません。大抵は、医師が喉頭鏡で喉頭展開（気道を直接見える状態にすること）をして異物を取り出します。看護師がすぐに喉頭展開をすればいいのですが、これは法律的にはグレーゾーンらしいですね。命に関わるんだから誰でもいいからやればいいのに、とは思いますが、失敗でもしたら訴訟も怖いのでできないというのが現実です。なんとかしてほしいと切に願います。

## 約3年ぶりの喉頭展開、「アレ」の名は……？

それはともかく、今回も掃除機では吸えませんでした。喉頭展開するしかありません。といっても、僕も喉頭展開したのは研修医2年目が最後です。精神科で喉詰めはよくあるとはいえ、自分がすることになるのはこれが初めてでした。約3年ぶり。焦ります、焦ります。

えっと、喉頭鏡持つのって右手だっけ左手だっけ。右も左も分からないとはこのことか、と感慨にふける間もなく、体が覚えていることを信じて無心で喉頭鏡を受け取ります。運よく左手にキャッチ！　正解！　その瞬間に手技を思い出しました。

喉頭を展開したら、ガッツリありました。間違いなく何かが。でも何かは分かりません。

それが何かなどはどうでもよい。とにかく取り出すことが先決です。それにはアレが必要です。あの、つかむアレ、えー……名前が出てこない。「えーっと、アレ！」ととりあえず言ってみたら、直ちに来ました。「先生、マギール鉗子どうぞ」。そう、マギール鉗子。看護師、優秀！

これさえあれば楽勝です。見えている何かをつかみ出します。少し弾力のある灰色の物体。これはパンですね。だいたい喉詰めの原因は、パンか鶏肉です。こんにゃくゼリーを規制だなんだというぐらいなら、パンと鶏肉を規制していただきたい。こちらも、切に願います（冗談です）。

と、そんなことを言っている場合ではありません。伊藤さんは、心肺停止です。心肺蘇生を続けます。するとパンを取り出して2分後のチェックでは呼吸と心拍の再開が確認できました。しかし、心拍は弱い……。さてさて。

長期入院の高齢の方には、治療方針を本人、家族にあらかじめ聞いている場合が多くあります。急変時にどうするか、転院、救急搬送するのかしないのか。長期入院の方の多くは、当院でできる範囲の処置にとどめ、転院治療は不要と希望されます。その理由も一概にはいえませんが、それまでの長い経緯の中で、いろいろな思いがそれぞれにあるようです。ほとんど生活の場になっている病院を離れてまで治療してもらう必要はない、と本人、家族が判断されることを否定はできません。伊藤さんも当院でできる範囲の治療のみという同意書がありました。

とりあえず、酸素を最大限投与します。収縮期血圧は50台。同意書では、昇圧薬も使わないという方針です。輸液して見守るほかありません。徐々に下顎呼吸になってきました。意識レベルはGCS3、JCS300です。痛み刺激にもまったく体動はありません。爪も思い切り押しましたし、乳頭も思い切りひねりましたが、まったく反応なし。発見したのが喉詰めからどれぐらいたっていたかは、はっきりとは分かりませんが、心肺停止から心肺蘇生まで5分は経っていなかったはずです。でも、ああ、間に合わなかったか。もう回復は無理かもしれない、と思いました。

**「お花畑が見えても帰って来い」と看護師が呼びかけ続けると……**

情報を収集すると、どうやら伊藤さんは朝ごはんでパンを食べていたそうです。

伊藤さんは以前にも何度か誤嚥をしたことがあり、パンを禁止にしていたのですが、どうしても本人がパンを希望するため、仕方なくスタッフが見守りつつ食べてもらっていました。しかし、その日は他にも食事介助が必要な方がいて、担当の看護師が少し目を離していたそうです。何かおかしいと気づいた時には、伊藤さんは床に倒れていました。

その看護師は強く責任を感じていたのでしょう。ずっと昏睡している伊藤さんの横にいました。「伊藤さん、そっちに行ったらいかんよ。お花畑が見えても帰って来ないといかんよ」と呼びかけ続けていました。

正直、僕は困惑していました。僕はどちらかといえば、かなり唯物的な考えの持ち主であり、信仰心や宗教心のようなものはほとんどありません。だからなのか何なのか、自分でもよくは分かりませんが、昏睡の人にそのような声かけをすることには、とても違和感を覚えました。そういうことじゃないんじゃないかな、と。ともかく、伊藤さんの血圧は徐々に下がってきます。40台まで下がりました。点滴は全開で入れています。

しかし、心拍再開から20分ぐらいたった頃でしょうか。徐々に血圧が戻ってきました。1時間後、ついに発語が見られました。ビックリしました。救急の経験はそれほどないのでよく分かりませんが、こんなに時間をかけて戻ってくることってあるんですね。あんなに強く爪を押しても、乳頭をギュインとひねっても全く反応がなかったのに。

ああ、もしかすると、声かけが良かったのかもしれません。伊藤さんはお花畑にいて、声が聞こえて帰ってきたのでしょうか。うーん……まあそういうことでいいか。

## あの日の雪の冷たさが戻るとき

その後、伊藤さんは奇跡的な回復で、翌日には普通に歩けるようになりました。順調に経過し、数日後には以前と変わらない生活に戻りました。見る限り、全く後遺症はありませんでした。むしろ、精神状態が良くなったんじゃないかという噂すらありました。

まあ、幸か不幸か、精神状態はしばらくして元に戻ってしまいましたけど。僕なんかは戻ったことで逆に安心してしまいました。精神状態が落ち着いたのか、機能が低下しただけなのか、よく分かりませんからね。精神症状も戻ったということは、機能低下もなく、何もかも元に戻ったということと考えてよいでしょう。救命は完全に成功しました。

しかし、思い返すと恐ろしくなります。もう少し呼吸再開が遅れていたら、本当に帰らぬ人となっていたかもしれません。そう考えると、ＰＨＳが鳴ったあのとき、靴下なんか履かなくて本当に良かったと思います。

　喉詰めを発見した看護師はしばらくして病院を辞めていきました。今回のことと関係があったのか、なかったのか。理由は分かりません。

　一方、伊藤さんは今も変わりなく、お元気にされています。喉詰めしたことは覚えているのでしょうか。覚えておられたとしても、僕がパンを取り出したことは知らないはずです。そんなこちらの事情にはお構いなく、廊下ですれ違った時には「こんにちは」と笑顔で声をかけていただきます。

　そんな時、自分の足元に目をやり、靴下を履いていることを確認したりします。そして、あの日の雪の冷たさが足に蘇ってきたりするのです。

# 第6話

# 精神科医は黙って身体管理

今回は山本さん（仮名、享年83、女性）のお話です。診断名は遅発性パラフレニーです。65歳頃、悪性リンパ腫が発見され、抗がん剤治療で入院した時に発症しました。その後、長期入院となりましたが、その間、様々な身体疾患に罹患しました。僕が主治医になった時には……あ、その前に、「遅発性パラフレニー」って分かりますか？　分かりませんか……そうですよね。僕もよく分かりません（汗）。

僕が主治医になってカルテを開けると、前の主治医の申し送りとサマリーがあるわけです。そこに診断名として書いてあって、今よりさらに未熟者の僕は「ぱらふれにぃ？ってなにぃ？」となっていました。そしてまあ調べたんですけどね。いまだによく分かっていません。こう書くと諸先生方に怒られそうですけど。仕方ない、甘んじてお叱りを受けます。

## 「遅発性パラフレニー」今昔

とりあえず分かったことは、パラフレニーというのは昔の外国の偉い精神科医が分類した疾患の１つだということです。幻覚妄想がある、らしい。なにやら細かい経緯や変遷はあるが、よく分からない。で、遅発性というのは発症が遅い、高齢という意味ですね。でまた別の昔の外国の偉い精神科医が、遅発性パラフレニーと分類し名づけた、ということみたいです。

まあざっくり言うと、発症年齢の遅い統合失調症ということです。ではなぜそう言わないか。統合失調症というのは、だいたい発症年齢が若くて、45歳未満で発症するのが普通なんですね。だから、発症年齢が高いというのは珍しい、それになんとなく症状も違う気がする。これは、別の疾患と考えるべきじゃなかろうか、じゃあこれを遅発性パラフレニーと呼ぼう、とそういう考えのようです。

しかし、現在の主流となっている診断基準、精神障害の診断と統計マニュアル（ＤＳＭ）には遅発性パラフレニーという診断名はありません。現行の１つ前のバージョンのＤＳＭ－Ⅳ－ＴＲでいえば、「妄想性障害」とかその辺りが近いかもしれません。ところが２０１３年刊行のＤＳＭ－５ではどうなったかというと、それらの重症から軽症を含めた類似の疾患をまとめて、統合失調症スペクトラムという一連の連続体（スペクトラム）として考える、ということになったようです。ですから、遅発性パラフレニーもその中に含まれているのだと思います。

以上、精神科こぼれ話でした。精神医学は現在も、診断さえも流動的に試行錯誤が繰り返されているのですね。なかなか一筋縄ではいかないのです。

## 数多の身体疾患を乗り越えてきた山本さん

山本さんの話に戻りましょう。山本さんは、65歳頃に悪性リンパ腫が発見されました。それまでは精神科歴はなかったようです。1度、結婚歴、離婚歴があって、仕事もいくつかされていたようです。悪性リンパ腫に対して抗がん剤治療のため入院した際、幻覚妄想が出現し遅発性パラフレニーと診断されました。その後、精神科病院に長期入院となり、81歳の時に僕が主治医になった、とそういう経緯です。

しかし、それまでに、数多くの身体疾患に罹患されました。代表的なものだけでも、大腿骨頸部骨折で手術、乳癌で両側乳房切除、その後、肺に多発転移、胆管炎で胆道ステント留置、繰り返す尿路感染症、肺炎――といったところです。ほとんど過去のカルテは身体疾患に関する記載でした。

精神状態はどうなっていたのかというと、僕が主治医になったときには、ほとんど寝たきり状態でした。簡単な質問には短い返事はもらえますが、少しでも長い会話は無理です。特に不穏になるわけでもなく、静かで穏やかな方でした。というか、このような状態を無為、自閉といい、陰性症状という呼び方をするわけですね。薬の副作用でも起こり得ます。区別は難しいです。

ともかく、そういうわけで、僕の山本さんとの関わりも、これまでの主治医と同様に、精神症状というよりは身体疾患の治療がほとんどになったのです。胆管炎、尿路感染症、肺炎を頻回に繰り返しました。重症になると総合病院に転院して治療をすることもありました。

## 中心静脈栄養か胃瘻造設か、または自然観察か

そうこうしているうちに、僕が主治医になって1年ぐらいした頃でしょうか、徐々にぐ

ったりしている時間が長くなってきました。もともと穏やかに過ごしておられたのですが、さらに活動性が下がり、食事量も減ってきました。原因として考えられるものとしては、繰り返す感染症、加齢による体力の低下、あるいは多発転移した癌による悪液質などでしょうか。はっきりとは分かりませんが、体力がゆっくりと落ちていっているのは確かでした。一番の問題は食事量が減ってきていることです。特に水分摂取の低下は短期的にも問題です。そのため、点滴で補液することが多くなりました。

しかし、点滴も難しくなってきました。というのも、だんだん点滴のルート確保が困難になってきたのです。これも高齢で体力が落ちた方にはよくあることです。血管が細くて固いので、なかなかルートを確保できない。なんとかルートが入っても容易に血管から漏れたり詰まったりしてしまう。入れ替えをしているうちに使える血管がなくなってしまう。そして、看護師さんから「もうルートが取れません」という訴えが出てくる。これはもうお決まりのパターンといってもいいかもしれません。そして、山本さんもそのような状況になってしまいました。

## 「延命治療はしない」は本当か

さて、こうした場合にどうするかは大きく分けて２つ、それと他にもう１つの選択肢があります。まず２つの選択肢というのは、中心静脈栄養と胃瘻造設です。これらは、栄養摂取、水分確保という点では根本的な解決になります。あとのもう１つは、自然経過で見ていくというものです。それらの中間で、皮下注射で点滴というのを含めてもよいかもしれません。しかし、皮下注射では十分な補液は無理ですから、大きな意味では自然経過といえるでしょう。

実は、乳癌の多発転移が分かった時点で、ある程度の今後の方針は決まっていました。山本さん本人はすでにそこまで理解力がない状態になっていましたが、お兄さんがおられました。基本的には、しんどい治療はしない、延命治療はしないというのがそのお兄さんの希望でした。これだけたくさんの病気をしてしんどい思いをしているので、これ以上の苦しみは少ない方がいいだろう、という考えでした。

しかし、これで全て解決ではないんですね。程度問題というものがあります。多くの場合には、ある程度回復が可能で苦しみが少ないなら、積極的な治療もしてほしいという希望があります。まあ、当然ですよね。治るものなら治したい。ただ、この判断が難しい。治ると判断するのか、苦しくないと判断するのか。結局、その都度、再度相談するということになるのがほとんどですね。

山本さんの場合、胆管炎の治療は、転院してのステント交換などを希望されたので行いました。癌に対するホルモン療法も続けました。さて、今回の治療についてはどうでしょうか。

実は、こういう時の方針も事前に聞いているのです。延命治療について相談する際に、食事が取れないときの方針もなるべく聞くようにしています。そのときの方針は、中心静脈栄養もしない、胃瘻もしないというものでした。とはいえ、考えは変わることがあるのです。そのときになってみないと分からないこともあります。

そういうわけで、お兄さんに再度確認しました。食事が取れなくなっているが、どうしましょうか。以前はこういう方針でしたが、それでいいですか、と。

すると、お兄さんは「これまでいろいろ病気をしたのですから、もうこれ以上しんどい思いはしないでいいと思う。私ももう年ですし、いつまでも面倒も見られません」と言われました。

「では、自然経過で診ていくことにしましょう。点滴が入る間は入れますが、無理だったら様子を見ます。その場合は、そう長くは持たないかもしれません。その場合でもなるべく苦痛が少ないようにはサポートします」と説明しました。すると、お兄さんは「まあ、それほどしんどくないことなら、やってあげたいとは思うんですけどね」と言われます。どうも、迷いがあるように感じました。そこで、もう少し具体的に中心静脈栄養の場合、胃瘻造設の場合の説明をしました。

中心静脈栄養というのは、小さい手術をして、比較的太い血管に点滴の管を入れて、そこから普通の点滴では十分には入れられない、生きていくのに必要な量の栄養をしっかり入れることです。ポートというものを、皮膚の下に留置してそこから点滴をします、という程度の説明でした。

そこまで説明すると、中心静脈栄養で栄養確保できるのならやってもよいのではないか、という方向に話が進み、ポート留置をして中心静脈栄養を行う方針となりました。

## 状況が変われば判断も変わる

やはり、家族も常に葛藤があるのだと思います。なるべく長生きしてほしい。けれど、そこまでしないといけないだろうか。それと、どこまでも世話を続けることにも限界を感じる。かといって、見捨てているようでそれはそれで心苦しい。そういうわけで、1度決めても考えが変わることはあり得るわけです。それに、その時になってみないと分からないことはたくさんあります。身体状況もそうですが、自分の気持ち、思いも変わることはあるわけです。

そしてそれは、家族だけでなく、本人の意思でも同じことだと思います。元気な時に思っていることと、体が弱ってから思うことは変わることがあるのは当然です。「俺はそんなになってまで生きていたくはない」という人は政治家にもいますし、一般的にもよく聞くことです。しかし、それは元気な時に思っていることであって、あるいは、自分が元気な時にそのような状況にいる人を「外から見て」そのように思うのでしょう。ただし、それがいざ、自分が弱った時にもそう考えるのか、または今そのような状態の人の思いを十分に想像できているのか、という疑念は持っておいてもよいのではないかと思います。

もう少し付け足せば、元気な時に「延命治療はいらない」という明確な意思を、例えば書面に残して表明していたとしても、意識が混濁していたり、十分に意思表示ができなくなった時に、その思いは本当に変わらないのかという疑問もあります。意思表示ができないのと、感情がないのとは同じではありませんからね。

話が理解できなくなって、言葉も出なくなった方でも、表情や仕草からある程度、感情は読み取れますし、欲望も感じます。逆にむき出しになっている気もします。それは、かなり明確な「生きたい」という意思表示に見えてしまうこともあるわけです。まあ、もちろん確かめようがないんですけど。とにかく、そんなに簡単な話ではないなと思うわけです。

## 無事にポートを留置したその後

おっと、かなり脱線してしまいました。山本さんの話に戻りましょう。脱線が多くていけません。

ポート留置は当院では無理なので、転院しないといけません。それはこの状態の方には負担といえばわりと負担で、「転院して手術まで必要なら結構です」と言われるご家族もおられます。ただ山本さんの場合、胆管ステントの交換などで、これまでもそれなりに転院を繰り返していました。そういう意味では、そこまで高いハードルではなくなっていたのかもしれません。胆管ステントの交換をしてもらっている病院で、ポート留置をお願いすることにしました。

ポート留置は問題なく終わり、当院に戻ってきて中心静脈栄養が始まりました。当初は問題なくできていたのですが、不幸にも留置部で感染を起こしてしまいました。もう一度、転院してポートの入れ替えをしてもらいました。しかし、また感染を起こしてしまいました。

中心静脈ができなくなったので、またお兄さんに相談しました。胃瘻について再度説明しました。すると、やはりまた迷われましたが、結局、胃瘻造設を希望されました。これもポート留置と同じ病院にお願いしました。このように、精神科単科病院は、総合病院に協力していただかなければできないことがたくさんあります。連携は重要なのです。

一応弁明しておきますが、僕が無理やり勧めたり、強く誘導したわけではありませんよ。このコラムでもこれまで、「結局、胃瘻を造設した」という話が多く続きましたから、そう思われるかもしれませんが、しなかったケースもあるのです。まあ、また機会があればご紹介しようと思います。

胃瘻も無事にでき、当院に戻って栄養注入を始めました。すると、今度は肺炎を起こすようになってしまいました。やはり胃に栄養が入ると、唾液の分泌が促進されるのでしょう。誤嚥性肺炎を繰り返します。いったん、抗菌薬と水分だけの注入にします。抗精神病薬も嚥下機能には悪影響があるので中止にしました。

すると、感染は治るのですが、抗精神病薬がなくなった影響でしょうか、山本さんは少し不穏になりました。もともとそれほど多い量でもなかったし、減量してから中止したので離脱症状というわけではないと思うのですが、おそらく、病状はずっと潜在的に続いていたのでしょう。体力が落ちても精神症状が残っていたのは少し驚きます。まあ、これもそこまで珍しいことではないのですが。薬の多剤併用、長期服用などはよく批判されますが、止めれば幸せというものでもないようです。難しいものです。

## 「ありがとう」に覚える複雑な感情

さて、このように安定的に栄養が注入できなくなると、そうは体力が持ちません。結局、中心静脈を開始してから4カ月経った頃、山本さんは静かに亡くなりました。

当院は、簡易の葬儀場を併設しています。というか、霊安室が葬儀場を兼ねています。山本さんのお兄さんは当院での葬儀を希望されました。お兄さんは葬儀後、「本当に長いことお世話になりました。ありがとうございました」と何度も当院に感謝の弁を述べられました。もちろん社交辞令的な意味も含まれるでしょうし、全て都合よく受け取るわけではありませんが、やはり感謝していただいているのだなとは感じました。

それはそれで、言われると確かにありがたい気持ちはしますし、ある程度の満足感も覚えなくはないのですが、果たしてこれは、それほど感謝されるようなことなのだろうかとも思いました。本当にそれだけのことを僕らはしたのだろうか。いや、そもそも山本さんは、この病院でこれだけ長く過ごさなければいけなかったのだろうか。そういう思いもあったりして、複雑な気持ちにもなるのです。

第7話

# 「無理な延命はしないで」の顚末

もう第7話まできました。そろそろ折り返し地点です。1話完結ではありますが、全体で大きなストーリーになるようなイメージで書いています。後半に向けて少しずつトーンが変わっていくかもしれません。

さて、今回は渡辺さん（仮名、享年85、男性）のお話です。疾患は統合失調症です。実は、恥ずかしながら詳しい病歴が分かりません。僕が主治医になった時の前の主治医からの引き継ぎが、「数十年入院の方、兄が時々面会に来る、時に肺炎を起こす」だけでした。

当院で電子カルテが始まったのは、渡辺さんを担当する4年ほど前。それ以前の記録は紙カルテで地下倉庫に眠っています。ごくごく簡単な入院の経緯や生活歴などだけが電子カルテに移行していました。倉庫から紙カルテを引っ張り出さなかったのは、特にそうする必要を感じないほどに、症状が固定化していたからでした。このような状態を統合失調症の残遺状態といいます。

## 残遺状態でも柔和で穏やかな渡辺さん

渡辺さんは、ほぼ寝たきりでした。食事の時はデイルームと呼ばれる食堂兼休憩所（どこの病院にも似たようなものはあると思いますが、デイルームって一般的な用語なんでしょうか？）にいます。車椅子に座ってデイルームで静かにテレビを見ることもあります。が、だいたいの時間はベッドに寝ていました。

おそらく廃用症候群でしょうか、四肢、特に左手に拘縮が進んでおり、曲がったままでした。そういうわけで体は思うようには動きません。会話も単語＋αの簡単な受け答えがほとんどでした。ある意味、典型的な統合失調症の長期罹患の臨床像でした。それを残遺型統合失調症、残遺症状、残遺状態などというわけです。以前のコラムでも書きましたが、統合失調症は古くは早発痴呆と呼ばれていた病気です。まさにそのような状態でした。

だからといってそれですませてよいものではないのですが、そうなってしまうと現代の医療ではほぼ不可逆な状態ですので、なかなか昔の病歴を見るということからも遠ざかってしまいました。治療というと、グループの作業療法に参加して昔の歌謡曲を聞いたり歌ってもらったり、病院で開催するいろいろなレクリエーションに参加してもらうことで、現実感を維持し意欲の改善を図る、というような感じでした。

そのような残遺状態の渡辺さんでしたが、簡単な意思疎通はでき、「しんどいところはありませんか」と聞くと、微笑んでゆっくり「大丈夫」と答えてくれるような穏やかで柔和な方でした。

## 「積極的治療はしない」と言っていたお兄さんが診断を見て……

さて、そんなある日、渡辺さんに構音障害があると報告がありました。普段からはっきり話す方ではありませんでしたが、確かにラ行が言いにくそうです。脳血管障害を疑いますが、もともとオーダー（指示）はうまく入らないし、四肢も拘縮しているので神経学的所見が非常に取りづらい。頭部ＣＴを撮りました。すると、出血はないけれど、かなり重度の萎縮が認められました。これだけで何が起こってもおかしくなさそうではあります。

とはいえ、ＣＴではよく分からなかったので一応近くの総合病院を受診しＭＲＩを撮影しました。それを見てみたのですが、微妙に基底核に diffusion で高信号があるような気もする。だけど体動で画像もブレていてアーチファクトのような気もする、というような感じで僕ではよく分かりませんでした。そこで、週1回来ていただいている脳外科の先生に相談したところ、はっきりと脳梗塞である、と診断されました。

さて、それからどうするかです。脳外科の先生には、治療するつもりなら転院してリハビリをしっかり行う必要がある、と教えていただきました。

この時点で、渡辺さんの家族、つまりお兄さんと相談して既に決めておいた治療方針は、「無理な延命治療はしない、転院はしないで当院でできる範囲だけで診る、胃瘻も中心静脈栄養もしない」というものでした。渡辺さんのように高齢で残遺状態であり肺炎を繰り返すような方には、いつ何が起きてもおかしくないので、あらかじめ家族とも急変時の対応を相談しておくようにしています。つまり、渡辺さんに関しては、積極的な治療はしない、という方針でした。

そういうことでしたので、僕としては、まあ、転院はしないで当院で診ていくんだろうな、と思っていました。しかし、確認はしなければいけません。お兄さんに電話で連絡をしました。

僕が説明すると、「治療したらどれほど良くなるんでしょうか。それほどでもないなら、もうそこまでしなくていいです」と言われます。「どれほど良くなるかは僕ではよく分かりませんので、一度脳外科の先生とお話しされますか」と促してみると、お願いしますとのこと。そこで、脳外科の先生に電話で話してもらいました。

この時点でも僕は、まあ転院はしないのだろう、と思っていました。そういう方針でしたし、兄も治療に積極的ではありませんでしたから。ところが、脳外科の先生と相談した結果、転院治療が決まりました。ちょっと意外でした。

## 胃瘻まで終えて帰ってきた渡辺さんのその後

1カ月ほどして、渡辺さんはまた当院に戻ってこられました。その時には既に胃瘻が造設されていました。嚥下機能も落ちていたので胃瘻が必要だったようです。お兄さんも転院先で説明され納得されたようでした。まあ、これも当初の方針とは違いましたが状況によるのでしょう。

帰ってこられた渡辺さんですが、食事は胃瘻からになったものの、他は特に以前と変わりません。運動機能としても以前から拘縮がありましたし、構音障害はよく聞くと残存しているようですが、当初よりは改善しています。もともとはっきり話す方でもなかったので、それも変わりがありません。話しかけるとにこやかに返事をしていただくのも変わらず、穏やかに過ごしておられました。

ただ、活気が少し低下してはいました。肺炎を起こす回数も増えてきました。嚥下機能が悪くなったので、誤嚥性肺炎が起こりやすくなるのも当然といえば当然です。そのたび、胃瘻の注入を止めて抗菌薬点滴で改善ということを繰り返していました。そこまで重症化することもなく経過していました。

そんな感じで2年ぐらいたった頃でしょうか。いつものように肺炎になり、いつものように治療をしていましたが、1週間たっても熱が下がらないし血液の酸素化も良くなりません。ちょっとおかしいな、と思ってCTを撮ってみました。すると、胸水か肺水腫か両方かよく分かりませんでしたが、一目見て、肺の半分が水で埋まっています。さすがにこれはいつもと違う。どうしよう。

上述のように、急変時にどうするか、ということはお兄さんと既に相談していました。

それは脳梗塞、胃瘻造設後も変わらず、「無理な延命治療はしない、転院はしないで当院でできる範囲だけで診る、胃瘻も中心静脈栄養もしない」というものでした。

しかし、どこからを急変とするのか、というのも難しい話です。分かりやすい状況としては、「急に起こった何らかの疾患で命の危険がある状態だが、年齢や体力から考えて回復は難しい。治療をすれば余命は延びるかもしれないが、元の状態に戻ることは不可能」というような状況ですよね。これであれば、治療をすることは苦しい時間を延ばすだけかもしれない、と考えることもできるでしょう。

## 精神科単科病院で「急変時」に考えること

しかし、そう簡単に判断できる状況ばかりではありません。急変で典型的なものとしては、突然の心肺停止が挙げられるかもしれませんが、急変はそれだけかと言われるとそうではないですよね。脳血管障害や重症感染症のように、今は心肺停止にならなくても、近い将来なりかねない状況という場合も含まれるでしょう。精神科単科病院として考えるべきことは、その病院だけでは対応が困難だが、より高度な医療を提供できる病院に行けば対応できる状態か、ということです。そう考えると、急変時に転院をするのか、ということが判断のポイントになってくるわけです。

しかし、それも判断が難しい。転院して良くなるのか、大して変わらないのかというのは、精神科の専門外の判断になることがほとんどですから、まずこちらも他科に相談しなければいけません。それで、転院すれば予後は明らかに違う、回復の見込みが高いとなれば、その旨を家族に伝えて相談になります。一方、転院しても変わらないのであればそれも家族に伝えます。

さて、それが分かってもまだ方針は決まりません。専門家から見て転院して良くなることが明らかなケースでさえも、転院治療を望む家族、それでも転院は必要ないから病院は移らずそのまま診てほしいという家族、それも迷って決めかねる家族、いろいろいます。ましてや、専門家から見ても微妙、という場合、家族が転院を選択するかどうかはさらに決断が困難になってきます。

全ての状況での方針をあらかじめ決めておくのは無理ですよね。どのような状況になるか、特に医学的知識が豊富ではない一般の方が、全てをシミュレーションできるわけがありません。だから、「無理な延命治療はしない、転院はしないで当院でできる範囲だけで診る、胃瘻も中心静脈栄養もしない」と決めるだけでは、簡単に決まらないのです。それが無理な延命治療かどうかはケースバイケースです。

付け加えておきますが、急変時の対応を聞いておくのは、本人が判断できず、家族に相談する余裕がない時のためのものです。家族に相談できる時はやはり相談すべきなのです。もちろん、そこに本人の意思が最優先なのは当然です。

## それでも治療方針をあらかじめ決めておく意義

さて、かなり脱線しましたが、渡辺さんの話に戻りましょう。今は、肺に水が溜まっている重症肺炎です。まず、この状態は通常は当院での治療は困難と考えます。胸水ドレナージなどはできないし、厳密な呼吸管理も困難です。特にあらかじめ治療方針の希望がない場合、あるいは転院治療も含めてできるだけのことをする、という場合には、大抵、転院治療をお願いしています。そういう意味では渡辺さんも転院を考慮するケースなのです。

もちろん治療方針は「転院はしない」となっているわけですが、それは状況によります。まして、これまで、脳梗塞の治療で転院もしていますし、方針を変更して胃瘻まで造っているのです。やはり再度、お兄さんに相談せざるを得ません。

そうすると、いくらか迷った末、「転院で良くなる可能性があるんだったらお願いします」という答えでした。結果的には、初めの方針とはかなり変わってきている、と言わざるを得ないでしょう。

しかし、それも仕方ないですね。専門家の僕らでもどうすべきか簡単には分からないのに、家族が初めからそんなことまで想定できないわけです。だから、何も起こっていない時は、苦しい時間は少なくした方がよい、と治療には消極的であっても、いざ目の前にその状況が来ると、やはりできる治療をしてほしい、と思うのは自然なことです。

そうなると、治療方針を聞くということは、本当にあらかじめ方針を決めてしまうことではなく、急変時の予行演習のようなものとすら言えるのかもしれません。

## 1週間前のデータで「問題ない」と判断!?

さて、渡辺さんは転院治療の方針となりました。そこから僕は、治療していただける病院を探さなければいけません。転院をよく受けていただいている病院もあるのですが、いつでも受け入れ可能なわけではありません。いくつかの病院を当たっていくと、入院を受け入れていただける病院が見つかりました。

あらかじめ電話で受け入れ先の地域連携室に相談し、そこから医師に確認された上で入院の許可が出れば、救急車で搬送になります。人工呼吸管理が必要な場合など、よほどの場合は医師が付き添いますが、多くは看護師の付き添いで搬送になります。

これで僕としてはまずは一安心。あとは専門家に任せておけばよい、と一息ついた頃、先方の医師から電話がかかってきました。やっぱり受け入れは難しいので戻ってほしいというのです。理由を聞くと、「熱も38度台でそれほどではない。呼吸状態もそれほど悪くない。1週間前の採血データもCRPは3程度でそれほど重症とも言えない。夜間は看護師も手薄なので十分には見ることができない」と――。

……唖然としました。その日の採血データはまだ結果が出ていません。「1週間前のデータに問題がない」で判断されるとは。CTは後ほどCDに焼いて送ると言っていたのでまだ見ていないはずです。転院先でも撮っていません。なにより、夜間が手薄なのはこちらも同じ。それどころか、精神科特例といって、精神科の看護師定数はかなり少ないのです。ですから、当院の方がはるかに手薄です。いやいや、その前に、いったん入院を受け入れると言って搬送までしているんですよ。なんという理由でしょう。

今はこのままの治療で大丈夫なので、また悪くなったら送ってください、と言われました。それ以上何を言っても仕方ないと思い、渡辺さんには当院にいったん戻っていただくことにしました。

この経緯をお兄さんに伝えました。転院先の医師が言った細かいところまでは伝えませんでしたが趣旨は伝えました。僕としては当院で診るのはかなり不安だったので、お兄さんに「また別の病院にも受け入れをお願いすることもできるが、どうされますか」と尋ねました。すると、お兄さんは、「もうそういう状況であればそちらでお願いします」と言われました。当院は身体管理の専門の病院ではないためできる範囲は限られている、渡辺さんはそれほど長くは持たないかもしれない、との旨を再度説明しましたが、もうそれで構いませんとのことでした。結果的には、「無理な延命治療はしない、転院はしないで当院でできる範囲だけで診る」という当初の方針に従うこととなりました。

## 「転院拒否」の理由――理解不足か偏見か

実際のところ、渡辺さんはしばらく低空飛行を続けながらも持ち直しかけたようにも見えました。しかし、徐々に状態は悪化し1カ月後に亡くなりました。

転院治療していたからといって良くなったとは限りません。治療内容も結果的には同じだったのかもしれません。お兄さんは特に不満は述べられませんでしたし、当初の方針通りではあったので、これはこれでよかったともいえるのでしょう。渡辺さんも長い闘病生活をよく頑張られたのでこのあたりが潮時だったといえなくもありません。

しかし、やはり釈然としないものが残るのは否めません。

実はこのように、理不尽に感じられる身体科からの対応というのが精神科には多いのです。その理由の1つは、精神科単科病院の実態を理解してもらえないことであり、もう1

つは、精神科への差別としか言えないものです。今回がどれだったのかはもう問わないことにします。またこれらの問題について、お知らせする機会があればと考えています。

# 第8話

# 精神医療の闇の深さ

今回は、いつもとは少し違った感じになる予定です。これまではなるべく、事実を淡々と、それに解説と少しの解釈を添えてというつもりで書いていましたが、今回は少し個人的な、感情的な話が多くなるかもしれません。

中村さん（仮名、享年80、男性）のお話です。中村さんは50年以上入院されていました。僕が中村さんの担当になったのは亡くなる3年前からでした。その時には既に寝たきりでベッドから出ることはほとんどありませんでしたし、会話もほとんどできなくなっていました。会話ができないといっても声を発しないわけではなく、何かを話しかけてはくれるのです。ただ、全く判別できないぐらいの構音障害がありました。簡単な、「はい」「いいえ」の意思表示はできました。できたというか、スタッフが読み取れました。あとは「調子はどうですか」と尋ねると、たまに「大丈夫」ぐらいは聞き取れる返答をしてもらえることがありました。

ですから話ができない、といっても静かなわけではありません。よく大声で叫んでおられました。あまりに声が大きい時、そしてそれが頻回に続くときには抗精神病薬を使って落ち着いていただきました。わりと薬が効く方で、普段の薬を少し増やしたり、頓服で少量追加するだけで効果がありました。なので、落ち着かれた後は薬を減らすようにしていました。

## 「精神科では山盛りの薬剤が出されている」

昨今よく批判されるように、「精神科では山盛りの薬剤が出されている」ということは実際によくあります。よくないとはみんな分かっているのですが、なぜそうなってしまうかといえば、調子が悪い時に薬を増やして、そのまま続けてしまう。また調子が悪くなれば、さらに増やしてしまう。これを繰り返すというパターンです。良くなった時にはある程度減らさなければいけません。しかし、それを忘れてしまうと増える一方になってしまう、というわけです。

しかし中村さんの場合、増え続けはしませんでした。それは、僕のやり方がうまいからです。

……というわけではありません。残念ながら。中村さんには減らさざるを得ない理由があったからです。それはイレウス（腸閉塞）を頻発するからでした。抗精神病薬は、抗コリン作用で腸管の動きが弱くなり、麻痺性イレウスを起こすことが多いのです。中村さんは頻回にイレウスを起こすので、薬を減らさざるを得なかったのでした。僕が偉くて、薬を必ず減らしていたわけではなかったのです。

## 中村さんの診断を精神遅滞と勘違い

と、このあたりで、ここまで読み進めていただいた方には、おかしいな、と思っていただきたいところです。というのは、診断名のことです。これまでは序盤に診断をお示しし、それを基に症状や状況を説明していましたが、今回は遅くなってしまいました。さて、みなさんはここまで読んで診断名はなんだと思いましたか？　さあ、ここからはクイズ形式で診断の謎を解いていきましょう、という趣旨ではありません。

中村さんの診断は、別に珍しいものではありません。しかし、僕はしばらく勘違いし、なぜか知的能力障害だと思っていました。これまでの診断基準ＤＳＭ―ＩＶでいうところの精神遅滞だと思っていたのです。

このような状況は、当院の身体合併症病棟ではそれほど珍しくはありません。入院患者の中には、知的能力障害の方も多いのです。たまたま似たような症状の知的能力障害の方を同時に担当していたからということもあるかもしれません。それに、理解力に乏しい感じからなんとなく知的能力障害のような気がして、しばらく勘違いしていました。

では、実際のところは何だったか。カルテを調べてみると、統合失調症でした。なんだ、いつもと同じじゃないかと言われればその通りですね。ここで何が言いたいかというと、高齢になったり症状が進行すると、統合失調症と知的能力障害は区別がつかなくなるということです。

## 知的能力障害にも似る統合失調症

統合失調症は昔「早発痴呆」と呼ばれていたこともあるように、認知症と区別がつきにくくなるという話は、これまでも何度か書いてきました。そのような統合失調症の状態を残遺状態と呼ぶということも前回お示ししました。それに加えて知的能力障害もとても似た状態になる、ということが言いたいわけです。

いや、これもいつか少し説明させていただいたこともありましたね。では、なぜこんな風に回りくどく書いているかというと、実は後半にも関係してくるからです。ただちょっとそれは今は置いておいて、中村さんの話に戻りましょう。

## 抗精神病薬を使わない患者は病院にいるべきか

中村さんは、統合失調症の残遺状態で、イレウスを頻回に起こしていました。そのため、薬はなるべく減らす必要がありました。それでも、大声を出されることがあるので、また増やさざるを得なかったのです。その繰り返しでした。

しかし、徐々に大声の回数が減ってきました。これもここまで読んでいただいている方には繰り返しになりますが、統合失調症の終末像としては、症状が消褪していくことは少なからずあるわけです。中村さんも、例によってそうなってきたということでした。

ただ、イレウスとまではいかずとも常に便秘がちでしたので、薬を減らすことは続けていました。腸管の動きも加齢とともに悪くなっていたようでした。このサイクルが続くとどうなるかというと、薬はどんどん減っていきます。中村さんもその通りで、最終的には抗精神病薬は使わなくなりました。精神科の薬は何もありません。ただ、便秘薬だけでした。

そうなると、精神科に入院している意味もなくなってきます。精神科どころか、病院に入院している意味もないのではないか、という状態になってきました。

当院内には介護療養型医療施設もあります。ある日のスタッフとのミーティングで、提供できる介護の内容などの観点から、そちらに移った方がいいのではないか、という話が出てきました。しかし、それには後見人の手続きが必要でした。中村さんには連絡の取れる家族が既におられなかったので、後見人を立てる必要があったのです。

そこで、精神保健福祉士にお願いして後見人を立てる手続きをしてもらいました。

## 金銭面の調整にも活躍してくれる精神保健福祉士

これまであまり書いてきませんでしたが、一口にスタッフといっても看護師だけでなく、いろいろな職種があるわけです。中でも、精神保健福祉士の方々には非常によく助けてもらっています。特によくお願いしているのは、家族との金銭面での連絡です。それと今回のように後見人を立てる場合、あるいは既にいる後見人と相談をする場合などです。

とにかく医療制度は複雑で、それに伴って金銭面での話も複雑になります。医療には費用がかかるわけですから、金銭のこともきちんと考える必要があります。しかし、医師にはそこまでカバーして考えることはできません。

……いや、失礼しました。そんなことはないですね。ちゃんと分かっておられる医師もたくさんおられるのでしょうけど、僕などは不勉強なので、その方面のことは精神保健福祉士にほとんどお願いしているのです。おかげでより純粋に医療面に集中できます。ありがたいと思っています。この場を借りて日頃の感謝の意を……述べている場合ではありません。それは機を見て直接お伝えするとして話を戻しましょう。

## 施設移転を考え始めた矢先の体調不良……治療方針を決めるのは誰か

そういうわけで、精神保健福祉士のおかげで無事後見人が決まりました。では介護療養型医療施設に移る話を始めましょう、と言っていた矢先、中村さんの状態が悪くなりました。なぜか、食事を取らなくなってしまったのです。ちょうど、今後の治療方針、つまり急変時の対応、気管挿管や胃瘻、転院をどうするかなどを後見人やスタッフと相談し始めた直後でした。急変時の対応を相談する重要性については前回ご紹介した通りです。

とにかく食事を取りません。原因はよく分かりません。発熱はありませんでした。血液検査では炎症反応は少しありました。といっても白血球は10000／μL（基準値3500〜9000）程度でした。一方、CRPは7・8㎎／dL（基準値0・3以下）と結構高くなっていました。白血球だけでは大したことはなさそうに思えましたが、CRPが意外に高いので何かおかしいとは思いました（余談ですが、CRPの検査は不要だという意見も耳にすることがあります。しかし、高齢者では白血球が上がらない人も結構いますから、やっぱり参考にはなりますよね……）。ほどなくして発熱も見られました。

胸部CTを撮ると浸潤影が見られましたので、肺炎と判断しました。肺炎でしんどくなって食事が取れなくなったのだろうと考えたわけです。細菌性の肺炎を想定し、抗菌薬を開始しました。喀痰培養を取って、抗菌薬の感受性も見ながら投与したのですが、一向に元気になりません。呼吸状態も悪くなってきました。２週間ほどたって困りました。これはこのままでは栄養が足りなくなる。

さてどうする？

## 胃瘻？　中心静脈栄養？　転院？

しかし家族がいません。本人の意思も確認できません。後見人はつきましたが、医療的な判断はできません。仕方がないので、病院で倫理委員会を開きました。中村さんの治療方針はどうするか。

## 「胃瘻などの延命措置は行わない」

相談した結果、当院でできる範囲で治療を行い、胃瘻などの延命措置は行わないこととしました。80歳という年齢と50年以上の入院生活、普段のＡＤＬ。あまりに積極的な治療は苦しみを増やすだけではないかという考えでした。

これまでご紹介したお話では、結果的に胃瘻を選択した話が多かったと思いますが、決して誰にでも勧めているわけではないのです。家族に対してもなるべく公平に説明しているつもりです。選択されないケースも多々ありますが、これまではたまたま胃瘻を選択したケースの話が多かったというだけです。

また、中村さんに関しては転院もしないことにしました。50年以上入院が続いているということは、ほとんど当院が家みたいなものです。ある意味、「自宅で看取る」という感覚に近いものがありました。幸か不幸か、終の住み家が病院となっているわけですから、わざわざ最期だけ他所に行くのもおかしな話だと考えました。

週１回非常勤で来ていただいている内科医師と放射線科医師にも相談したところ、非常に微妙なところで確定はできないが、CTの所見と抗菌薬の効果が見られないことなどと合わせ、間質性肺炎ではないかと助言を受けました。また、ステロイドパルス（ステロイド大量投与）療法をしてみてもいいかもしれない、と提案を受けました。

## 初めてのステロイドパルス療法

普段、当院でステロイドを使うことはそうはありません。喘息や癌の緩和医療には時々使いますが、ステロイドパルス療法まではやったことがありませんでした。通常そのような場合は、転院をしてもらっていることがほとんどです。精神科単科病院としては、そこまでは自院でやらず、総合病院にお願いしようというわけです。

しかし、中村さんは転院しないと決めました。であれば、当院でできる範囲のことはやってあげようと思います。仮に根治的には効かないとしても、症状の緩和にはなるかもしれないと考えてステロイドパルス療法を行いました。

3日間ステロイドを投与しました。すると、少しだけ呼吸状態が改善したように思われました。少し表情も穏やかな気がします。いや、気のせいかもしれません。観察に希望的なバイアスがかかっているのでしょう。いずれにしても、そう悪くはない感触。ひょっとしたら改善してくれるのではないか。

そう期待していたのですが、残念ながらパルス終了3日後に急に呼吸状態が悪化し、亡くなりました。

さて、今回の本題は実はここからです。

中村さんの状態は急に悪くなったので驚きはしましたが、高齢になるといつ何が起きるか分かりません。これはあまり良い意味ではありませんが、高齢者の多い身体合併症病棟を数年間担当していると亡くなる方も多いので、僕自身が少し死に慣れてしまったような感じもありました。「まあ、そういうこともあるよな」と。「ある程度できることはやったし、人は永遠に生きられるわけでもないし、それほど苦しまずに亡くなられたのであればそれなりのことはできたということではなかろうか」と。中村さんが亡くなられたあとしばらくして、そう思うようになっていたわけです。そう思うこと自体はそんなに間違っていないとは思いますが。

## 師長が持ってきた写真に写った別人のような中村さん

これもこれまでに書きましたが、院内には、簡素ではありますが葬儀ができる場所があります。中村さんもそこで葬儀を行いました。家族がいませんでしたから、参列者は病院のスタッフ、そして後見人だけでした。葬儀が終わって数日たって、後見人の方が病院にあいさつに来られました。残っていたお金のことなど事務的なことが残っていて、それもその日が最後、ということでした。それで、病棟の看護師長、担当看護師、僕、後見人で少し話をしました。1つの区切りというか、まとめというか、中村さんを偲ぶ時間、という感じでしょうか。家族がおられる場合は、家族とそのような話をさせてもらうことが多いのですが、この場合、後見人がその代わりということになります。

そこへ、師長が数枚の写真を持ってきました。それは中村さんが若い頃の写真でした。院内に残った荷物の整理をしていた時に出てきたということでした。後見人になってもらいお世話になったし、せっかくなので見てもらおうというわけです。それを見ながら、中村さんの思い出話をしました。

その写真を見ながら、僕は何とも言えない気持ちになりました。

そこには、元気に笑っている中村さんの姿がありました。病院で開いた運動会の時の一場面、一泊旅行に行ったときの様子などでした。長期入院の方も多く、運動会や旅行など、リハビリの一環としてそのような行事を病院でよく開いています。それらは形を変えながら今も行っています。そして、その中村さんは、僕が担当してからの、寝たきりで話もほとんど通じなかった中村さんとは全く別人のようでした。

数枚の写真の中で、とりわけ印象深い写真が1枚ありました。それは院内のベンチに4人の男性患者さんが並んで座り、全員が満面の笑みでカメラを向いている写真でした。おそらく何十年も前の写真で、中村さんはとても若々しい姿でした。今、4人の男性、ではなく、4人の男性患者さん、と書きました。なぜ、それが患者さんと分かったか、というと、4人とも僕が「現在」担当している患者さんだったからです。おそらく偶然ですが、とても印象的でした。

ただしその写真には、単なる昔の写真とは違う違和感がありました。なんとなく皆、元気すぎる。

## 「統合失調症」という病気

しばらく考えて分かりました。逆だったのです。その頃の写真からすると、今が衰えすぎているのです。それはなぜかと言えば、病気だからとしか考えようがありません。つまり統合失調症のせいで、現在が実年齢よりも衰えすぎているのです。確かによく考えれば、統合失調症というのはそういう病気なのです。あらためて実感しました。

そこで、前半で少し言及した診断の件の話をしましょう。僕が中村さんを知的能力障害と勘違いしていたという話です。

知的能力障害は基本的に生まれた時から障害を持っています。どこかの年齢で急に変わる、というわけではありません。

しかし、統合失調症は違います。発症までは、普通に暮らしているのです。学校に行ったり仕事をしたり。それが、発症を境に加齢変化とは言えないレベルで社会的な機能が衰えていく。もちろん、回復して社会に復帰される方もたくさんおられますが、残念ながら回復されなかった方々はそのような経過をたどることがほとんどです。そして、昔の写真を見た時に、そのことが実感できました。ああ、中村さんは統合失調症だったんだな、と。中村さんは50年以上、罹患していました。50年前と言えば、まだ最初の抗精神病薬ができて間もない頃です。中村さんの病歴は抗精神病薬の歴史と同じぐらい長いのです。中村さん自体が現代精神医学の歴史を体現していると言ってもいいかもしれません。

## 中村さんが社会に戻れなかった50年間

残念ながら、中村さんは社会復帰ができるほどには回復できませんでした。だから、ずっと入院していたのです。そう考えるのが当然です。

しかし、写真を見ていて思うのは、本当にそうだったのだろうか、という疑問です。こんなに元気に笑っている人が、泊まりがけで旅行に行ける人が、本当に退院できなかったのだろうか。病院ではなく、社会の中で暮らせなかったのだろうか。

少し観点を変えてみます。今なら、写真の中の中村さんが今ここにいたら、本当に退院できないだろうか。いや、そんなことはないと思います。この写真ぐらいの状態ならなんとか、退院できるのではないか。確かめようがありませんが、おそらくそれぐらいの状態に見えます。それは並んで写っている他の患者さんもそうです。

では、なぜ退院していないのか。ちなみに、当院は開放医療を標榜しています。もちろんその活動は十分とは言えないでしょう。それでも、以前の悲惨な境遇からはかなり改善したはずです。

そんな当院でも退院できなかったのはなぜでしょうか。それは、社会の受け入れが不十分だったからでしょう。医療者の能力不足を棚に上げても、そう言えるとは思います。今だって不十分ですが、昔はもっと社会の受け入れは厳しかったのだと思います。それは、別の言い方をすれば、差別と呼ばれるべきものでしょう。

写真を見ながら中村さんが社会に戻れなかった50年間に思いを馳せました。なんという長さだろうか、と気が遠くなる思いでした。

そして、その横に並んでいる患者さんにも目を移しました。そこには中村さんと同じだけの時が流れています。同じだけの時間の蓄積があるのです。しかし1つ、中村さんと大きな違いがありました。それはその患者さんは今も生きておられるということです。そして、たった今もなお、入院を続け、病院で暮らしているのです。社会に復帰できないまま。

それを思った時、精神医療の背負っている重荷、その闇の底知れぬ深さに、打ちひしがれる思いがしました。そしてその患者さんたちの主治医は僕なのです。無力感と虚しさとぶつける場所の分からない腹立たしさに、途方に暮れました。

## 精神疾患は「病気」である

ところで、この連載で今回初めて使った言葉があります。何か分かりますでしょうか。それは、「患者」という言葉です。

僕はこれまで、あえて「患者」という言葉を使わずに書いてきました。実はそれは僕だけがやっていたことではないのです。最近の流れとして、精神疾患に罹患している人に「患者」という言葉を使わない傾向があります。別の言葉を使うことが多いです。代表的なものでは「当事者」などがあります。英語でも、patient ではなく、person with schizophrenia というような表現をすることが多いようです。それはなぜか。詳しくはよく分かりませんが、「患者」という呼び方がそうでない人との間に距離を置いているようにません。

感じるから、差別的な意味合いを感じるからということのようです。あるいは、精神疾患の症状を病気と認めず個性と考えるような、反精神医学的な思想も含まれているかもしれません。

しかし、僕は思うのです。やはりこれは病気である、と。これは個性ではなく、治すべき、克服すべき病気であると。中村さんや他の患者さんが数十年の間に損なったものは、絶対に個性ですまされるべきものではないと思うのです。

もちろん、現代の医学では、全てを治せるわけではありません。およそ3分の1の方は回復に至らず、長期に罹患が続くといわれています。それは大変苦しいことでしょう。その方々に、これは病気であると突きつけることが必ずしも人道的とは思いません。ですから、患者さんがもしもそう言われるのを嫌がられるなら、わざわざその方に患者と呼ぶことはしません。

しかし、今回に関しては、あえて「患者」と呼ばせていただきました。統合失調症という病気の重さを強調したかったからです。

逆に言えば、患者と呼びづらいことが異常なことではないかと思います。病気であっても、きちんと社会に受け入れられているなら患者と呼ばれてもそれほど気にならないのではないでしょうか。

もちろん、医学が進歩して、完治できるようになることが一番望ましいことではありますが、まずは、統合失調症を「病気」と、罹患している人を「患者」と呼んでも誰も嫌な思いをしない、そんな社会になってほしい、そうしていきたいと思います。

第9話

# 死は誰にも避けられないものとは知りながら

冬ですね。寒いですね（注：連載時、これを書いたのが12月でした）。いきなり暗い話で恐縮ですが、冬は亡くなる方が多いです。月別の死亡者数を見ると、毎年夏に少なく冬に多い。夏と冬の違いはいろいろあるでしょうが、一番の違いは気温ですよね。ということは気温が低いと死亡者が多い、そういう相関関係があると考えても大きな間違いはないかと思います。地球温暖化はそれほど悪いことでしょうか。もっと地球を暖めましょう。誰か冬将軍を討ち取ってください。僕は寒がりなのです。

戯言はさておき、実際に当院でも冬の方が亡くなる方は多いです。多くは肺炎です。亡くなるには至らなくとも、冬に増える疾患は多いです。特に高齢者はハイリスクです。インフルエンザもあります。ノロウイルスなどの感染性腸炎も流行します。日本ならほとんどどこの病院もそうですが、ご多分に漏れず、精神科単科病院の身体合併症病棟も冬はてんやわんやです。そんな折、みなさまいかがお過ごしでしょうか。以上、時候の挨拶でした。

## うつ病も双極性障害もあるが単極性の躁病はない不思議

さて、今回は小林さん（仮名、享年73、男性）のお話です。これまでは統合失調症の方がほとんどでした。知的能力障害の方もいました。今回は双極性障害の方です。躁うつ病とも言います。

精神科の疾患は大きく分けると、統合失調症、気分障害、その他に分けられると思います。統合失調症はこれまでに大まかな説明はさせていただきました。その他は多岐にわたります。神経症、発達障害、パーソナリティ障害、依存症などなど。これを説明しだすと、巨大辞書級の教科書一冊分になりますので、僕の手には負いかねます。

そして、統合失調症と並ぶ精神科疾患の二本柱のもう1つが気分障害です。

気分障害というのは、気分の波が通常の範囲を超える状態をいいます。要するに、うつ状態と躁状態です。うつのみの場合は大うつ病、躁とうつがどちらもある場合は双極性障害と呼びます。双極性障害にも明らかな躁状態があるI型、軽躁状態にとどまるII型があります。他にIII型、IV型、V型まであるという説もあります。

不思議なことに、なのか当然なのかよく分かりませんが、単極性の躁病、つまり躁状態だけがありうつ状態にはならない、という方はいないというのが通説です。躁状態にならないことはあっても、うつ状態にならない気分障害はないというのは、個人的には不思議に感じます。

## 双極性障害のラピッドサイクラー

小林さんは双極性障害の中でも最重症と呼ばれる状態の1つである急速交代型、またの名をラピッドサイクラーでした。サイクルがラピッド。つまり、躁とうつの状態変化のサイクルが早いということです。一応、定義上は1年に4回以上の病相を繰り返す状態だそうです。意識して数えてはいませんでしたが、それぐらいの病相変化はありました。ラピッドサイクラーの躁状態は軽躁状態にとどまる人が多いといわれていますが、小林さんはまったく軽くありませんでした。70歳を超えても、（後で書きますが）身体状態が悪くても、躁状態の時にはまさに手がつけられないというほどに怒り、か細い体格でしたが粗暴行為もありました。ですから保護室に隔離、場合によっては身体拘束もせざるを得ないようなことが頻回にありました。

一方で、うつ状態の時は非常に落ち込み、「わしなんか死んでしまった方がいいんや」と言い、ナースコールのコードで首を吊ろうとするなど、うつはうつで大変でした。うつ状態の時も保護室に入っていただかざるを得ないことが多くありました。

## 幻覚妄想と宗教の親和性

しかし、うつでも躁でもどちらの状態でもない時の小林さん（おそらくそれが本来の小林さんということだと思います）はとても穏やかでにこやかで、かわいらしいおじいちゃんという感じでした。そして、とても信心深い仏教徒でした。僕にもとても優しく語りかけていただきました。体が一時的に悪くなっても、それが回復した後などは、「仏さんがようしてくれはった」などと話されました。「でも一番は先生のおかげです」という言葉もきちんと添えていただきました。優しい方でした。

しかし、躁状態、うつ状態の時にも、仏さんは現れるようです。躁状態の時も、僕やスタッフには「なんでそんないじわるをするんや」などと怒っておられるのですが、こちらはいじわるに心当たりがありません。聞くと「仏さんが言うてはる」とのことでした。うつ状態の時も「わしは悪いことばっかりしてきたのでもう死ぬ」と言われます。そんなことはないですよ、と僕が言っても、「仏さんがそう言うてはるから」と言われます。

双極性障害でも幻覚妄想を伴う方がいます。幻覚妄想があると、より重症です。その妄想と宗教的な信仰が重なると、どう声をかけてよいのか戸惑います。昔は統合失調症の方は、神の声が聞こえる特殊な人としてそれなりの立場で暮らしていたのではないか、という説があります。そのように、幻覚妄想は宗教的なものと親和性があるようです。

そう考えると、明らかに事実と異なる妄想は否定できますけど、幻覚に関しては否定しようがないものも多いですね。「本当にそう言われているんです、神様からのお告げなんです」と言われると、そんなはずはありません、とは言いづらいです。本当にそうかもしれませんから（笑）。いえ、僕はオカルト趣味は全くありませんよ。純粋に科学的に考えても否定のしようがない、というだけです。ところで、良いことをしたら死んだあと天国に行けるというのは信じても良いものでしょうか……。妄想でしょうか。

## 30歳代半ばで発症し長期入院患者となった

屁理屈のような議論はさておき、小林さんの話に戻りましょう。

小林さんは、もともと少し気分の浮き沈みはある方だったようですが、特に社会生活に問題なく過ごせていたようです。結婚をして子どもも２人おられました。事務職の仕事もされていました。

発症は30歳代半ばでした。気分が高揚し、たくさんお金を使うようになりました。はじめは機嫌が良かったようですが、徐々に怒りっぽくなり、家族に対してあしざまに罵るようになりました。躁状態の時は、機嫌が良くなって気が大きくなり、何でもできる気がしてくるという場合もあれば、いろんなことが気になって怒りっぽくなる場合もあります。人それぞれですし、同じ人でも違う形で出ることもあります。そのような状態でしたので、家族に病院に連れて行かれ、双極性障害と診断され入院になりました。

その後は入退院を繰り返していました。60歳頃に当院に転院になり、その後も入退院を繰り返しましたが、徐々に退院できる期間は短くなっていき、長期入院となってしまいました。僕が担当した時はもう5年以上入院していました。先ほども書きましたが、長期入院といっても、ずっと気分が不安定なわけでもないのです。安定している時は退院すればいいのに、と思いますよね。しかし、高齢になるに従い身体も衰えてきます。僕が担当する頃には、小林さんは頻回に肺炎を起こすようになっていました。精神状態が良い時には身体状態が悪く、身体状態が良い時には精神状態が悪くなる。そのような躁うつのサイクルよりもさらにラピッドなサイクルの繰り返しで、退院する暇がなかった、という状況だったのでした。

さて、ここからは小林さんの身体疾患の話が続きます。

僕が小林さんの主治医になった時は、精神的には非常に落ち着いている時でした。いつもにこにこしていました。退院できるんじゃないか、とも思えるほどでした。

しかしほどなくして、歩くとしんどい、長く歩けないと苦しそうに訴えはじめました。まずは狭心症を疑いましたが、心電図を見るとどうも違うようでした。息苦しさが強く、非常勤の呼吸器内科の先生に相談したところ、慢性閉塞性肺疾患（COPD）と診断されました。その頃はまだ、歩くとしんどい、という程度だったのですが、だんだん座っていても息苦しくなるようになってきました。

加えて嚥下機能も悪くなっており、誤嚥性肺炎も頻回に起こします。酸素化は非常に悪くなり、発熱が治まってもなかなか酸素が止められません。小林さんは酸素のカニューレが煩わしくなって、しょっちゅう外してしまいます。そのまま歩いてはしんどそうにされている、それを看護師が見つけてまた酸素を吸ってもらう、という繰り返しになりました。

そのうちに、心房細動も起こるようになりました。ワーファリンを開始しました。しかし、調整がなかなかできません。原因ははっきりとは分かりませんが、薬剤相互作用もあったのでしょうか。PT－INRを見ながら漸増するのですが、あるところから突然上昇したり、特に肺炎が起こった時にはPT－INRの上下が激しく、調整が困難でした。

## 副作用のため気分安定薬を中止すると躁状態に……そこにやってきた冬将軍

気分安定薬の炭酸リチウムの副作用と思われる、甲状腺機能低下症、腎機能低下も起こりました。仕方ないので、炭酸リチウムは中止しましたが、今度は精神状態が不安定になります。肺炎とCOPDでゼイゼイ言っているのに、躁状態になってしまいました。酸素を吸いながら、怒りまわっています。どこからその体力をひねり出しているのか、暴力も振るいます。そうなると、保護室に隔離せざるを得ません。点滴も必要なので身体拘束もします。精神状態も落ち着けないといけないので、気分安定薬、抗精神病薬を投与します。すると今度は、また誤嚥が起こりやすくなります。肺炎で呼吸状態が悪化します。

ようやく躁状態が落ち着いてきたと思ったら、今度はうつ状態になってしまいました。仏さんがやってきて何ごとかささやいたのでしょうか、希死念慮が出てきてナースコールのコードで首を絞めます。また、保護室隔離になりました。

そうこうしているうちに、恐ろしい冬将軍がやってきました。ノロウイルスが病院中に広がります。小林さんも罹患してしまいました。嘔吐と下痢は、若い元気な人なら様子も見られますが、小林さんの体力では点滴が必要です。しかし折悪しく、また躁状態。じっとしてはもらえません。身体拘束して点滴をさせていただきます。その間、拘束を外してくれ、と怒ります。まあ、ごもっともですが、体が優先です。

それも治ってきた頃にはインフルエンザにかかってしまいました。酸素化も不良になるので酸素投与が必要です。でもじっとはしてもらえません。やはり身体拘束です。冬将軍の侵攻はあまりにも厳しすぎました。

## 長期入院で圧倒的に多い統合失調症

これまでの話では、家族に治療方針を尋ねる、という場面が多く出てきました。このように高齢で身体状態が悪い方では、急変時の対応や、心肺蘇生をどうするか、転院するかなどを家族に聞いておき、あらかじめ方針を立てておきます。しかし、小林さんの場合はそれにはあまり当てはまりません。理由は大きく分けて2つあります。

1つは、治療可能で回復可能な疾患であるということ。これまでのこのコラムで紹介した方はだいたい寝たきりに近い状態になっており、ほとんど終末期ということが誰の目からも明らか、という状態でした。それであれば、無理な治療をしない、という選択肢もあります。しかし、小林さんは治ればまた元気になるのです。その元気な時間は徐々に短くはなっていましたが、治療すれば治るものを諦めることはできません。

もう1つは、小林さんは疎通が良好で、自分で意思をはっきり言えるということです。これは統合失調症の残遺状態とはかなり違います。これまで紹介した方のほとんどは、疎通が不良であったり、認知機能が低下していました。そういう方なら、本人では判断が難しいので、家族に委ねるという話になりますが、小林さんは自身で判断できます。もちろん躁状態やうつ状態の時の判断であれば必ずしも従うわけではありませんが、ベースラインの人格水準は保たれている、というところが根本的と言ってよいほど違います。

一応、急変時の対応については本人、家族と確認して無理な延命はしない、ということになりましたが、小林さんを見ていて、身体の治療を諦めるという選択肢を取れる人はいないのではないかと思います。

長期入院は、統合失調症の方が圧倒的に多いです。全国の統計でもそうなっているようです。ですから、精神科病院では、同じ終末期でも気分障害の方は比較的まれですし、その対応も違ってくるのです。

## 桜散る頃に訪れた突然の悪化

さて、冬将軍の猛攻をなんとかしりぞけ、小林さんは身体的にはようやく落ち着いてきました。それに伴うように、精神状態も落ち着いてきました。春になり、桜も咲き、病棟全体も少しゆったりしてきました。小林さんはまた、にこにこと穏やかな方に戻っていました。さすがに、元気に歩くというほどには身体は回復していませんでしたが、おおむね安定しており、診ているこちらも少しゆっくりできるかな、と思えるぐらいにはなっていました。

しかし、桜も散り、新緑も芽吹こうかという頃、小林さんの呼吸状態が急に悪化してきました。そしてある日曜日、心肺停止になりました。日直の先生は転院のために救急車を呼びました。気管挿管も行いました。治療方針では、挿管はしないことになっていましたが、それはやはり状況によります。回復可能と期待される時には挿管せざるを得ない場合もあるでしょう。小林さんに関しての判断は難しいです。日直の先生はとっさの判断が必要で特に難しかったと思います。

結局、小林さんは転院先で亡くなりました。転院後、心拍はいったん再開したそうですが、１時間ほどで再度心肺停止になり、死亡確認となりました。死因ははっきりしませんが、おそらくＣＯＰＤの悪化が主因でしょう。

厳密にいえば、当院で看取った方ではないですが、終末期を当院で診させてもらったという意味で、この連載に入れさせていただきました。

経緯を振り返って考えると、いつ亡くなってもおかしくないほどには衰弱していたと言えるとは思います。しかし、では余命を予測できたか、と言われると、僕の能力では限界がありました。

これまでお示ししてきたように、比較的余裕を持って看取れる方もいるわけですが、小林さんのような方の死には、医療者としてはどうしても敗北感を覚えてしまいます。実際、うまく管理できていれば身体状態はもっと健康な状態を維持できていたかもしれないし、精神状態を安定させられていれば身体科の病院で治療を受けられていたかもしれません。考え出せばきりがありませんが、それでも限界まで考え続ける必要はあるのでしょう。医師とはそういう仕事ですよね。死は誰にも避けられないものとは知りながら。

## 第10話

# 寝た子を起こすか起こさぬか

そろそろ終盤に差しかかってきました。いろいろ角度を変えつつ書いてきましたが、徐々にこれまで書いたものとどうしても視点が重なってしまうところもありますので、そろそろまとめる頃かな、と思っている次第です。といっても、まだしばらくは続きます。

ここからご紹介するのは、これまでよりも書きづらかったエピソードになります。なぜ書きづらいかといえば、端的にいえば僕の失敗例だからです。失敗は言い過ぎだとすると、多少なりとも悔いの残ったケース、という方が正しいかもしれません。

## 60年以上前に統合失調症を発症した加藤さんの家族関係

今回は加藤さん（仮名、享年83、男性）のお話です。加藤さんは22歳頃に統合失調症を発症しました。残念ながらその頃の詳細は分かりません。なにせ60年以上前の話です。カルテの保存義務は5年。60年以上前のことが分からなくてもお許しいただければ、と思います（誰に許しを乞うているのかはよく分かりませんが……）。

本来なら、担当になった時に、きちんと生活歴、現病歴を聴取し直すべきなのでしょう。しかし、ご本人は既に長い会話がなかなか難しくなっており、また、ご家族とも簡単には連絡が取れません。いえ、連絡自体は取れるのですが、あまり関わろうとはしていただけません。一応連絡先は姪になっているのですが、電話をしても「急な用でもないのに電話をしないでください。そちらで適当にやっておいてください」と怒られます。これは加藤さんに限らず長期入院の方のご家族には少なからずあることです。

なるべく関わりたくない。その気持ちに至るには、いろいろな事情があります。ただ冷たい家族、というのもいないわけではありませんが、そういう気持ちに至ってしまうにはいろいろな経緯がある、ということは理解しているつもりです。発症から60年、薬物療法も確立していなかった時代からご家族は病気の症状を見ているわけです。一言では言い表せないご苦労もあったことと思います。なかには本当に一切連絡を取らせていただけないご家族もいることを思えば、連絡先を教えていただけているというのは関わり方の一つであると考えて、その中でこちらも対応せざるを得ないのです。

長々と病歴が分からない言い訳をしてしまいましたが、まったく過去の経過が分からないわけでもありません。簡単なサマリーはあります。発症してからも数年は仕事に就いていたそうです。仕事をしなくなってからも入退院を繰り返しながら、自宅で一人暮らしをしていました。しかし、病状が緩やかに悪化し、また加齢も伴い、精神、身体両面で衰えが生じて、20年ほど前から長期入院となっていました。

長期入院になるまでも、水中毒や肺炎など、身体症状での入院が多かったようです。おそらくこれらは精神疾患と無関係ではありません。これまであまり出てこなかったので、少しだけ水中毒について解説させていただきます。

## 「水中毒」の原因と対策

水中毒というのは、水を過剰に飲んでしまい体内の電解質バランスに異常を来してしまう状態です。電解質異常は要するに、希釈性の低ナトリウム血症です。高度な低ナトリウム血症では100mEq／L台にまで低下することもあります。そこまで悪化すると、多くは痙攣を起こします。治療はもちろん電解質補正ですが、急激な低ナトリウム血症の補正は浸透圧性脱髄症候群（以前は橋中心髄鞘崩壊症と呼ばれていました）を起こしますからゆっくり補正する必要があります。重症の場合はＩＣＵ（集中治療室）管理が必要ですが、比較的軽症であれば治療の基本は水制限です。それだけで希釈尿が出て自然と改善する場合も多いです。

そして、精神科として気になるのは、水の過剰摂取の原因は何なのか、というところです。これには大きく分けて2通りの原因が考えられます。

一つは、精神症状自体からくるものです。機序はよく分かりませんが、なぜか統合失調症の方には水を飲みたがる方が多いです。気分を落ち着けるためなのか、幻覚妄想に左右されての強迫的な行動なのか。よくは分からないものの、とにかく病状自体によるもののようです。

もう一つは、薬の副作用です。統合失調症の薬物治療の基本はドーパミン受容体遮断薬です。これも詳しい機序は不明のままですが、ドーパミン受容体の過剰シグナル伝達が統合失調症の病態に関係しているといわれています。これをドーパミン仮説といいます。そしてドーパミンの神経伝達をブロックすることで症状が軽減することが経験上分かっています。そのドーパミン受容体遮断薬の多くは抗コリン作用があり、それが口渇をもたらします。それで水を過剰に飲んでしまうという場合です。また、バソプレシンの分泌促進により腎臓での水の再吸収が増える、という機序もあるようです。

これはどちらが原因かによって治療が変わります。病状によるのであれば薬を増やした方が改善しやすいですし、逆に薬の副作用であれば薬を減らさなければいけません。アプローチは真逆になります。しかし困ったことに、多くの場合は判断が困難です。

また、仮に薬の副作用が原因と分かったところで、簡単に減らせるものでもありません。もともと必要があって薬は投与されているのです。しかし水中毒は命に関わるので、より副作用の少ないものに変薬をする、あるいは行動を制限して対応する、というような方針になります。

つまらない解説を長々と失礼しました。教科書を読んでいただければいいことですが、ご参考まで。

どうも今回はつい長々と書いてしまいます。無意識に先に進めたくない気持ちがあるのかもしれません。が、そうもいかないので話を戻しましょう。

## 無為自閉状態の加藤さんに僕が企んだこと

このように、加藤さんは精神疾患に伴う身体症状を繰り返しつつ、なんとか外来通院も続けていました。さて、20年前から長期入院になった、というところからですね。2年前に主治医が僕に変わりました。その頃には、いわゆる統合失調症の残遺状態でした。それがどのような状態かはこれまでにも何度もご紹介しているので説明を省きますが、簡単にいえば、幻覚妄想は背景化し無為自閉となっている状態です。

加藤さんはほとんど一日中ベッドの上で過ごしていました。日中もだいたい布団をかぶっています。しかし声をかけるとすぐ返事をしてもらえることも多くありました。どうやらずっと眠っている、というわけでもないのです。起きているのにベッドで横になっている。まさに無為自閉といえるでしょう。

そのような状態の加藤さんに僕はあることを企みます。これは加藤さんだけでなく、他の多くの残遺状態の方にも同じことを試みました。何をしたかというと、抗精神病薬を変えたのです。

抗精神病薬は病状を落ち着かせる効果がありますが、副作用もあります。先ほど書いたように水中毒などもありますが、最もよく起こる副作用の一つは過鎮静です。過鎮静は薬剤の副作用というか、それ自体が作用ともいえるので判断は難しいのですが。

そもそも抗精神病薬はドーパミン受容体を遮断するので活動性を落とします。鎮静ともいいます。果たしてそれが病状を良くしていることになるのか、ということに関しては実は議論もあるのですが、現実問題として、それを効果と呼んでいる側面があることは否めません。統合失調症の症状の評価尺度の代表的なものに陽性・陰性症状評価尺度(Positive and Negative Symptom Scale……PANSS)というものがあります。だいたいどの臨床試験でもこれで重症度を判定しています。その中に、「興奮」や「敵意」という項目があります。これらは当然ながら鎮静がかかれば改善したと見なされてしまいます。つまり鎮静がかかることは病状が改善したということになるわけです。同時に「意欲低下」の項目もあります。そちらは鎮静がかかると悪化すると見なされます。このように、ドーパミン受容体遮断で鎮静化することが、効果でもあり副作用でもあるのです。

そして、僕がしたのは、そのドーパミン受容体遮断薬を変更することでした。何のためかというと、鎮静を改善するためです。

今回はかなり理屈っぽい話になっていますが、たまにはお付き合いください。これが今回の話のキモになります。簡単におさらいしておきます。

抗精神病薬は基本的にはドーパミン受容体を遮断する薬です。ドーパミン受容体の過剰シグナル伝達が統合失調症の病態に関係している、という機序がドーパミン仮説と呼ばれています。その真偽のほどは完全には解明されていません。しかし、少なくともドーパミン受容体遮断薬が統合失調症の症状を改善させるということは、数多くの臨床試験で実証されていますし、普段の診療でも実感します。ただ、同時に副作用も起こります。その代表的なものが、錐体外路症状であり、先ほど説明した過鎮静です。それらの副作用を最小限にしつつ最大限の効果を得る、というのが統合失調症の薬物治療の目標です。

それを達成するための方法はいくつかあるのですが、その中の一つにドーパミン受容体部分作動薬を使うという方法があります。ドーパミン受容体を遮断しすぎるから副作用が起こるわけです。それなら基本的には遮断はするけど部分的には作動薬となる薬を使えば副作用も減らせ、かつ効果も得られるのではないか。簡単にいえばそのような発想の薬です。アリピプラゾール（商品名エビリファイ）という薬がそれに当たります。セロトニン、ヒスタミンなどいろいろ病態に関与する神経伝達物質はありますが、話を単純化するためにあえてドーパミンに話題を絞っております。以下も同様に進めます。ご了承ください。

加藤さんの話に戻ります。僕は加藤さんにそのアリピプラゾールを使ったのです。それまではスルトプリド（バルネチール他）という薬を使っていました。昼間でもベッドで寝転んでいる。無為自閉。これは抗精神病薬の副作用、ドーパミン受容体の遮断しすぎによる過鎮静ではないか。それなら部分作動薬を使えば改善するのではないか、という発想でした。

当時、僕はアリピプラゾールに非常に期待していました。周りの若手の精神科医と話をしてみると、それは僕だけではなかったようで、かなりの人が部分作動薬という機序に「夢の薬」ではないかという幻想を抱いたことがあるようでした。もしかしたら、製薬会社の宣伝を聞いて、気づかないうちに良いイメージを植えつけられていたのかもしれません。しかし、それを差し引いて考えても、魅力的な機序であることは今でも否定できません。実際に、他の抗精神病薬と比べても過鎮静が起こりにくい薬であることは数多くの臨床試験で報告されています。とはいえ、なんでもこの薬だけで解決できるかというと、そうはうまくはいかないのです。

## 3カ月かけて「夢の薬」に変薬

さて、加藤さんにアリピプラゾールへの変薬をしました。ゆっくりと3カ月ほどかけて変薬しました。身体科の医療関係者の方々にはとてものんびりしているように見えるかもしれませんが、精神科の治療の時間感覚はおおよそこんなものです。変薬も効果を見るのも、月単位。早くても週単位です。日単位で効果を判断していると、効果が出る前に治療を変えてしまうことになり、何の結果を見ているのかが分からなくなるのです。そうはいっても、3カ月はかなりゆっくり変薬した方だと思います。

変薬して1カ月経った頃から、加藤さんの状態は徐々に変わってきました。ベッドに寝ている時間が減ってきたのです。デイルーム（食堂）に出てきて座っている時間が多くなりました。しばらくすると、笑顔が増えてきました。発語も多くなってきました。そればかりか、僕を見かけると手招きをして、「アンマしたろう」と声をかけてくれるようになったのです。いつもではありませんが、時々はアンマ（マッサージのことです）をしてもらうこともありました。加藤さんはアンマがとても上手で、年齢の割に手の力が非常に強かったのを覚えています。

そのように、活動性も上がり、表情も感情表現も豊かになったため、僕はアリピプラゾールへの変薬は成功したと確信しました。長期罹患の残遺状態と呼ばれる方々でも、変薬によって少しでも状態が改善することがあるのだと、驚くとともにうれしく思っていました。

## 悪影響に気がついたときには時すでに遅し

しかし、それだけでは終わらなかったのです。さらに3カ月ほど経過した頃から、加藤さんの様子が変わりました。少し怒りっぽくなったのです。よく聞くと、どうも妄想があるようでした。僕やスタッフに身に覚えのないことで怒られることが増えてきました。さらにしばらくすると、悲観的な発言が増えてきました。「わしはもう死ぬ」などと訴えるようになり、食欲が徐々に落ちてきました。ついには、食事を一切拒否するようになってしまいました。

これは一体どういうことなのか。その時に想像したのは、アリピプラゾール変薬の影響でした。つまりどういうことかというと、部分作動薬であるアリピプラゾールが、ドーパミン受容体を遮断するよりも作動薬として働いてしまったのではないか、ということです。過鎮静は改善しましたが、ドーパミン受容体の刺激によって、あるいはこれまでの遮断を解除してしまったことによって、統合失調症が再発したのではないか、ということです。真実は確かめようがないのですが、一応こう考えると辻褄が合うように思われます。

そこで、僕はアリピプラゾールを中止することにしました。元のスルトプリドに戻すことにしました。しかし、時既に遅かったのです。その頃には、加藤さんの病状は悪化し、薬も一切拒否するようになってしまいました。「毒を盛られている」という妄想です。口に入れても吐き出します。

そこで、オランザピンという薬に変えてみることにしました。この薬の機序について解説するとまたまた長くなってしまいますので、今回こちらは省略させていただきますが、なぜ選んだかというと、この薬には口腔内崩壊錠という剤型があったからです。これなら口に入れさえすれば溶けるので飲んでくれるだろう、と思ったのです。しかしこれも、口に入れても溶ける前に吐き出されてしまいました。

## 「ノメール法」で内服に成功するも状況は変わらず

それでも、もう一つ方法がありました。それはノメール法という方法です。これは実は僕が開発した服薬法で、0・3㎖の水に口腔内崩壊錠を溶解したのち、1㎖のシリンジで口の奥深くに射出する、という方法です。0・3㎖以下の少量の液体は、少なすぎて吐き出すことができないのです。また、誤嚥するほどの量でもないので非常に安全な方法です。実践動画（生後5カ月当時の僕の息子が出演）を某超有名動画サイトにアップしています。また論文でも発表しました。興味を持たれた方はぜひご覧ください。

話が脱線しかかっていますので戻します。そのノメール法で加藤さんにオランザピンを飲んでもらいました。うまく吐き出すことなく飲んでもらえました。そのため3日ぐらい続けられましたが、状態は一向に変わりませんでした。

そういえば前半では、精神科の時間感覚は月単位と書きました。それはそうなのですが、そうも言っていられない時もあります。それが今です。食事が取れない、水分も取れない状況ではゆっくり1カ月も待っているわけにはいきません。とにかく、補液が必要でした。

点滴留置しても抜いてしまうので、身体拘束をさせていただきました（指定医に診察してもらっています）。そこまでするのであれば、無理に内服薬にしなくても点滴で投与できる薬でいいだろうと考え、ハロペリドール（セレネース他）に変薬しました。ハロペリドールはドーパミン受容体を比較的強く遮断する薬なので、その効果も期待したのです。

しかしそれもうまくいきませんでした。今度は誤嚥性肺炎を起こしてしまったのです。抗精神病薬が肺炎のリスクを高めることはこれまでもご紹介してきました。まさにこのケースです。しかも、病状はおさまらないどころか悪化していきます。加藤さんは、自分の頭を叩きながら「殺してくれ」と叫ぶようになってしまいました。

肺炎の治療のためには抗精神病薬は中止した方が良いので、中止しました。肺炎が治るとまた再開します。すると、また肺炎になります。病状は一向に良くなりません。そんなことを繰り返しているうちに、高齢である加藤さんは徐々に衰弱してきました。加藤さんは、胃瘻も中心静脈栄養もしない方針になっていました。何も有効な治療ができないまま時間が過ぎ、ある日、加藤さんは亡くなってしまいました。

少し振り返りたいと思います。

実は、加藤さん以外にもアリピプラゾールに変薬した方は多くいました。当時の僕は、

「夢の薬」と思っていたのかもしれません。身体合併症病棟に多くおられる、過鎮静で無為自閉に過ごしておられる方々の多くに、アリピプラゾールへの変薬をしました。しかし、どの方もうまくいきませんでした。大体の方は、加藤さんほどは悪くなりませんでしたが、幻覚妄想が悪化してしまい、アリピプラゾールを中止せざるを得なくなりました。それまで本当に統合失調症だろうか、と疑ってしまうほど何の幻覚妄想も見られなくなっていた方が、アリピプラゾールに変えると、まるで寝た子を起こすように症状が再発する、ということが繰り返されました。

このような話は、知り合いの医師からもよく聞きます。そう珍しいことでもないようです。一方で、文献上はそのような報告はほとんどありません。変薬はうまくいく、または他の薬と同等と結論しているものばかりです。この違いは何でしょうか。考えられることはいくつかあります。ちょっと挙げてみます。

## 論文報告と現実が乖離するワケ

その1つは、僕や僕の周りの経験が偏っているだけ、というものです。個人の経験できる症例はごくわずかです。全体としてはうまくいく薬でも、たまたま自分やその周りだけうまくいかないケースが偏ってしまっていた。確率としては低いかもしれませんが、十分にあり得ることです。

もう1つは、自分の症例でたまたまうまくいかないケースが多かったために、そのようなケースにばかり注目してしまっている、ということです。実際、知り合いの先生でもうまく変薬できているケースはあるのです。そのことを無視してしまい、自分の考えに近いものだけ拾い上げて考えてしまっているために、論文の報告と現実が乖離しているように感じてしまっている。そのような、自分の観察の偏り、つまり観察者バイアスという可能性です。

他には、単に僕のやり方が下手である、という可能性もあります。実際、製薬会社の講演会などでは、アリピプラゾールへの変薬にはコツがいる、と言われる先生も少なくありません。そうだとすれば僕の薬の使い方が間違っているか下手なのでうまくいっていない、ということもあり得ます。逆に製薬会社の講演会はそのようなうまくできている先生だけが選ばれている可能性が高いので、それはそれで偏っている可能性もあると思いますが。あとは、論文自体に偏りがある。つまり、うまくいった試験だけが論文になっているという偏り。これは出版バイアスと呼びますね。実際には論文よりもうまくいかないケースが多い、という可能性です。

思いついた可能性をいくつか挙げてみました。断っておきますが、アリピプラゾールを悪く書きたいわけではありませんよ。今書きましたように、いろいろ可能性が考えられるのです。しかし、論文や報告と自分の経験が一致しないように感じることがあるのも事実です。その時に自分の経験を絶対視してしまい論文や報告を間違いと断じてしまうことはもちろん論外です。医師は目の前のこと、自分の周りのことだけでなく、科学的で俯瞰的な視点を持つことが必要だと思っています。それは分かっていても、それでも釈然としないことがあるのは否めません。

いずれにせよ、僕のケースはうまくいかなかったのです。そして他の方はともかく、加藤さんは亡くなってしまいました。その原因も、アリピプラゾールのせいではないのかもしれません。単に病状がそういう時期だった。加齢による衰弱もあった、など、本当はいろいろな要因が考えられるのですが、他のケースも合わせて考えると、どうしても「アリピプラゾールに変えたからではないか」と思ってしまうのです。それが正しいと主張しているわけではありません。ただそう感じてしまうのです。

## 僕の中の釈然としない思い

自己弁護になるかもしれませんが、別にアリピプラゾールに変えたことも、その後の対応も医療ミスと呼べるような明らかな間違いがあったとは思いません。医学は、特に精神医学は、そこまで先のことを見通せません。その中では、これらは現状では間違いとは言えない選択肢であったと思います。それに、何人かの先輩医師にも相談しながら対応していました。全て自分一人の独断で治療していたわけではありません。

しかし、わざわざアリピプラゾールに変えなければ加藤さんは亡くならなかったかもしれない。あんなにアリピプラゾールに期待していたのは、製薬会社の宣伝に無意識に乗せられていたのではないだろうか。そうでないとしても、もっと慎重に考えるべきだったのではないだろうか。変薬のあとでも病状の変化にもっと早く気づいて対応できたのではないだろうか。後悔の念はいろいろあります。

実は、加藤さんと同じようなケースをその後、経験しました。同じようにアリピプラゾールに変えた後、病状が悪化して食事を取れなくなりました。その時に、ある先輩医師に相談した時に、うつ状態にも見えるからクロミプラミン（アナフラニール）という抗うつ薬の点滴を使ってみてはどうか、というアドバイスを受けました。正直なところ半信半疑ではありましたが、他の良い方法も思いつかないので使ってみました。すると、1週間ほどで見事に改善しました。妄想もなくなり食事も取れるようになりました。

これも、実はクロミプラミンが奏功したとは限りません。たまたま良くなる時期と重なっただけかもしれません。少なくとも教科書にはそのような使い方は載っていませんでしたし、その後の経過を見てもうつ病とは考えられません。しかし、回復したことも確かなのです。

そんな経験をした後に、また加藤さんのことを振り返った時、クロミプラミンの点滴とは限りませんが、実は命を助けられる方法が何かあったかもしれない、と思ってしまいます。明らかな医療ミスがあったとは自分でも思いませんが、アリピプラゾールの選択、その後の処置の仕方を含めて、自分の力不足で亡くなってしまったのではないか、という思いは拭えません。

今回は、いろいろと理屈っぽいことや、かなり回りくどい話が続いてしまったかもしれません。おそらくそれは、自分の中でいまだに釈然としない思いがあるからではないかと感じています。読んでいただいた方には、このようなはっきりしない話にお付き合いいただいたことを申し訳なく思いますが、何かの参考にしていただければと思い、ご紹介した次第です。

# 第11話

# 静かな諦念

先に書いておきますが、今回も後味の悪い回になると思います。今後はそのような話が続くことになりますが、ご了承ください。本書を書き始めるにあたり、「精神科単科病院に長期入院していた方の人間的な温かみのある面を紹介しよう」というのが半分と、「きれいごとではない負の面も紹介できれば」という両方の意図がありました。後半に来て、後者の比率が大きくなっているというわけです。もうしばらくお付き合いいただければと思います。

## 統合失調症と軽度の知的能力障害を持つ吉田さん

今回は吉田さん（仮名、享年74、男性）についてです。吉田さんは、はっきりとは診断はされていなかったようですが、軽度知的障害がありました。現在で言う、知的能力障害です。後に統合失調症を発症して、病歴・生活歴を調べていく中で知的能力障害が疑われるエピソードが発見され、診断されたようです。

軽度の知的能力障害の方は、このような経緯をたどることがまれではありません。学校や周囲がおおらかな環境だったり、はっきりとは目立たない形でも家族や友人のサポートがあるなど、状況によっては大きな問題なく過ごせる場合もあります。それが、社会に出たことや家族の不幸があったことなど、いろいろな要因でストレスがかかった時に、生きづらさが顕在化し、統合失調症や気分障害、適応障害などの形で現れます。その時点で振り返って初めて、学校の成績が悪かったり、人間関係がうまく築けていなかったりということが判明し、これは知的能力障害があったのだろう、と診断がつくというわけです。

これは知的能力障害だけでなく、自閉症スペクトラム（以前でいうアスペルガー症候群や自閉症、広汎性発達障害の総称）や注意欠陥・多動性障害（ＡＤＨＤ）などの発達障害も同様です。軽度の場合は気づかれずに過ごしていたが、なんらかのきっかけで後から分かる、というパターンも多いのです。

逆にいえば、そのような精神疾患を持っていることに気づかれないまま普通に問題なく過ごされている方も多いのではないかと推測されます。何らかの生きづらさが顕在化して初めて、精神疾患と呼ばれるようになるわけです。環境がその人に適していれば、「病気」と呼ばれることなく過ごしていけるのでしょう。そう考えると、病気の発症には環境因子が深く関わっているということがよく分かります。

一方で、発達障害の方などは、その特性を生かせる仕事に就けた場合は逆に有利に働く場合もあるといわれます。その場合、おそらく厳密には病気の診断を満たしていない可能性があります。診断基準の1つに（細かい文言は違いますが意味的には）、「社会生活上の障害がある」という項目があるのです。すると、特性がむしろ有利に働いているのであればそれは障害とはいえなくなるので、病気とは診断できなくなるわけです。では、そのようなケースの何をもって病気といっているのでしょう。本人の状態は同じでも、周囲の環境で呼び方が変わってしまう。そもそも病気って何なんでしょう……。あ、すみません。僕の手には負えない精神医学の迷路に迷い込んでしまったようです。この議論に関してはもっと偉い先生にお任せするとして、吉田さんの話に戻りましょう。

吉田さんは誰の目にも明らかに社会生活上の障害を来してしまっていたので、病気かどうかを迷う余地はありませんでした。吉田さんの知的能力障害の程度は軽度でしたので、学校は普通学級を出ましたし、就職もしました。結婚の話もあったようです。しかし、22歳で幻聴・妄想が出現。大声を出したり、近隣に迷惑行為が出現して統合失調症と診断されました。吉田さんの場合は、両親の離婚がきっかけとなったようですが、残念ながら記録が残っておらず、それ以上詳しくは分かりません。

その後、吉田さんは入退院を繰り返しながら、なんとか一人暮らしを続けていました。その間、生活のサポートをしてくれていたのは、弟さんでした。統合失調症は病状が再燃、軽快を繰り返しますが、全体的には徐々に悪化していきます。数十年もの長きにわたり、吉田さんを陰になり日向になり支えていたのは弟さんでした。

## 退院後の患者の生活を支えるのは誰か

統合失調症は軽快するとはいえ、完全に症状が消えるとは限りません。すっかり症状がなくなる方も多くおられますが、症状は残存するがなんとか生活できるという状態で退院される方も多いのです。そのような場合、退院し外来通院を続けるには何らかのサポートが必要です。

その1つは、公的なサポートです。ハード面で言えば、グループホームに入所という形があります。また、デイケアに通所するという方法もあります。ソフト面では、ヘルパーや訪問看護などがあります。

もう1つは、家族のサポートです。もちろん同居している場合は大きなサポートになりますが、一人暮らしをしている場合でも、近所に家族がいて毎日様子を見に来てもらったり、そうでなくても、必要な時に助けを借りられる、という状況は非常に大きな支えになります。

公的なサポートは、申請や診断書が必要だったり、医療費がかかったりしますので、医療者からは見えやすく分かりやすいです。しかし、家族のサポートはそのような数字や形として表れづらいため、治療にどの程度貢献しているか、把握しづらいものです。

おそらく昔は、つまり近代的な医療の整備がされる前の時代には、家族や近隣の方のサポートがとても大きかったのだと思います。それが徐々に医療が発達し、大部分は家族に代わって支援できるようにはなりました。それでも家族の果たす役割は大きいものでした。しかし、核家族化が徐々に進み、家族のつながりが薄くなりました。また近所付き合いも疎遠になってきました。そうすると、医療や福祉の公的なサポートに重心が移ってくるわけです。しかし、医療や福祉も無尽蔵にサービスを提供できるわけではありません。こうした事情の中で、どうやってやりくりしていくか、ということに僕らは日々悩まされています。

何を言いたいかというと、家族のサポートは非常にありがたいものである、ということ。そして、吉田さんの弟さんのサポートが吉田さんの生活維持にとても重要であった、ということです。そして、なぜそれを強調しているかというと、後半の話に関わってくるからです。そろそろ話を元に戻しましょう。

こうして、吉田さんは弟さんの支えによって、一人暮らしをできていたのですが、72歳になって、急にふらつくようになりました。転倒を繰り返すようになり、病院を受診したところ、CTで髄膜腫が発見されたのでした。

髄膜腫は小脳、脳幹を圧迫していました。ふらつきはそのためだったようです。このまま腫瘍が大きくなれば、いずれは脳幹を圧迫して命に関わることが予想されました。脳外科の主治医は、吉田さんと弟さんに、「良性の腫瘍なので、取れば症状が軽快する可能性が高い」ということを説明しました。吉田さんは、もともとの知的能力障害と統合失調症の長期罹患、それに髄膜腫が重なったため、既に説明を十分に理解することはできなかったようです。弟さんが説明を聞き、判断することになりました。

## 「そこまでしなくてよい、もう十分」

弟さんが選んだ選択肢は、「手術はしない」というものでした。主治医は何度か説明を繰り返したそうです。しかし、弟さんはやはり、手術はしない、という意見を変えませんでした。

そうなると、保存的治療とならざるを得ません。しかし、手術をしなければふらつきがなくなることはないため、家に帰ることはできません。そこで、精神科のかかりつけである当院に転院するしかない、ということで身体合併症病棟に入院となりました。

転院後も、何度か当院の主治医が手術について説明しました。説明した、というよりは説得に近かったと思います。良性の腫瘍ですから取れば回復の見込みが高いのです。もちろん、治療方針は本人、そして家族の意志で決めるものなのですが、この状況ではいきおい、説得に近い形になってしまいます。しかし、やはり、意志は変わりませんでした。理由は、もうそんな大きな手術までする必要はない、というものでした。手術が危険で心配である、ということではなく、「そこまでしなくてよい、もう十分である」ということでした。

## 驚くほど穏やかな表情で語る弟さんに感じた諦念

さて、入院後1年ぐらい経った頃、主治医が退職となり、僕が主治医を引き継ぐこととなりました。そのころには吉田さんは既に会話はできなくなっていました。視線を動かし、追視はできていましたが、意思疎通はほとんど図れませんでした。弟さんにも主治医交代の挨拶をしました。その時に、再度、手術の件についても確認しました。引き継ぎはされていましたのでそれまでの経緯はもちろん知っていましたが、命に関わる問題ですのでやはり確認せざるを得ません。そして、やはり「手術はしない」ということになりました。

意外なことに、その時の弟さんの表情は、驚くほど穏やかな笑顔でした。ちょっと、真意がよく分かりませんでしたが、手術をするよう説得する、というような気持ちを削いでしまう雰囲気でした。僕も無理に手術を説得しようというつもりまではありませんでしたので、そのままこれまでの方針を引き継ぐこととなりました。

入院当初は、吉田さんは自分で食事が取れていました。僕が主治医になった頃には、自力では食事が取れなくなり、介助で食事を取っていました。しばらくすると、肺炎を起こすようになりました。どうやら、嚥下機能が低下しているようでした。髄膜腫が脳幹を圧迫し始めているためだとしか思えませんでした。

それを見ていると、やはり、釈然としない感情が湧いてきます。それは僕だけではなく、看護師をはじめ他のスタッフもそう感じていました。手術したら治るのにな、と。もちろん、そんなに簡単なことではないのは分かってはいます。手術が必ず成功するわけでもないし、成功して必ず機能が回復するわけでもない。手術に伴う家族、つまり弟さんの負担もあるでしょう。金銭的な問題もあります。

しかし、有望な方法があるのに、それをせずに衰えていくのをそばでケアし続けるというのは、医療者にとってなかなかしんどいことでした。僕より近くで身の回りの世話をする看護師、看護助手は、僕以上に強い違和感を持っていたと思います。

そこで、再度、弟さんに話をしてみました。誤嚥性肺炎を起こしている。これは手術すれば改善するかもしれない。それでも手術をしないのですか、と。責めるような言い方にならないようには気をつけました。もとより、弟さんを責めるつもりではないのです。釈然としない気持ちがある、というだけです。

するとと、弟さんはまたしても穏やかな笑顔で答えました。

「もうそこまでしなくていいんです。十分大変な思いはしてきましたから、大きな手術まではいりません。お気遣いありがとうございます」

そう言われると、それ以上何も言えませんでした。大変な思いをしてきたのは間違いないでしょう。それは吉田さん本人であり、そして弟さんでもあります。知的能力障害、統合失調症と50年以上も付き合ってきたのです。それは並大抵のことではありません。弟さんは、投げやりになっているわけではなさそうでした。どうでもよいわけでもないのです。悲壮感もありませんでした。それを表現するとすれば、静かな諦念、とでもいうべきものに感じました。

## 髄膜腫の手術はしないのに、胃瘻造設の手術はするんですか

しかし、それはそれとして、目の前の問題は解決しないといけません。誤嚥を繰り返し

ている人に、漫然とご飯を食べてもらうわけにもいきません。今度は、髄膜腫の話ではなく、胃瘻、中心静脈栄養の相談をする必要がありました。

これまで本書では何度も書いていますが、胃瘻を造れば誤嚥性肺炎が必ず防げるわけではないことは分かっていますが、説明して選択肢を提示し家族に選んでもらう必要があります。僕もスタッフも、胃瘻も中心静脈栄養も選択しないのだろうな、と思っていました。おそらく、ここまでの経緯をふまえればそれが自然だと思います。しかし、弟さんは、胃瘻造設を希望されました。

「え、髄膜腫の手術はしないのに、胃瘻造設の手術はするんですか」と思わず聞きそうになりましたが、なんとかとどまりました。それは、やはり、またしても穏やかな笑顔で答えられたからでした。弟さんの真意は分かりませんでしたが、なにかしら、確固たる基準があるように見えました。「確固たる」というのは正しくないかもしれません。何らかの線引きがあり、その内側に、髄膜腫の手術は入っておらず、胃瘻造設は入っている、そこは明確なようでした。投げやりなわけでも、どうでもよいわけでもなかったのです。

ここに至ると、僕には理解できない範囲の問題なのだな、ということだけは理解できるようになっていました。不思議な顔をするスタッフもいましたが、医療の主体は本人であり家族です。我々医療者はその希望に沿ってサービスを提供する、それが仕事です。こう言い切れるほど達観できてはいませんが、とにかく従うしかないと思いました。

胃瘻造設で、確かに肺炎は起こりにくくなった気がします。しかし、それも長くは続きませんでした。3カ月ほどすると、また肺炎を繰り返すようになりました。その頃には、吉田さんは開眼しても追視をしなくなっていました。そして肺炎は悪化し、ある日、静かに息を引き取りました。

## 「治せる病気を治さない」葛藤を乗り越えてしまうほどの何か

弟さんは、僕らに「お世話になりました」と丁寧に挨拶をしていただきました。さすがに笑顔はありませんでしたが、ホッとされたような清々しいような表情に見えました。

50年以上も吉田さんと、そして病気と付き合ってきた経験。その中でたどり着いた境地のようなものが弟さんにはあるのかもしれませんが、医療者といういわば他人の僕らが、短い時間でそこに達することは到底できません。治るかもしれない、治るに違いない病気を目の前にしながら、何もしない。そしてゆっくりと、しかし自然な老衰よりはかなり速いスピードで近づく死を待つのみ。吉田さんを見るたびに、何とも整理のつかない感情に悩まされました。

それを乗り越えてしまうほどの何か。穏やかな笑顔に達するほどの諦念。それが精神疾患という病気の重さなのかもしれないと思いました。

第12話

# どちらも本心である

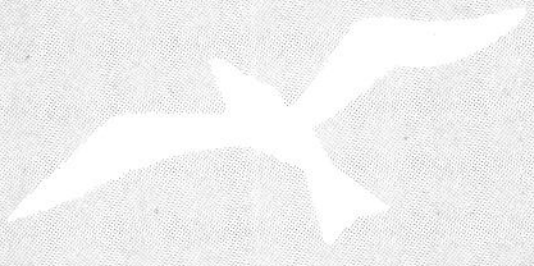

今回もうまくいかなかった話なので心苦しいですが、「亡くなった方のお話をする」という本書の趣旨からして避けがたいものではありますので、ご了承ください。わざわざ改めて断りを入れるというのは、その中でも特に引っ掛かるものが多い、ということです。なかなか筆が進みづらいところはありますが、お付き合いいただければ幸いです。

## 統合失調感情障害を発症したエリート女性

今回は山田さん（仮名、享年70、女性）のお話です。山田さんは有名私立大学を卒業した、いわゆるエリートでした。卒業後は地方公務員として勤務し、順風満帆な生活を送っていました。しかし、24歳の時に初めての躁状態が起こります。この時には幻覚、妄想もあったようです。その後、仕事は続けられなくなり、何度も入退院を繰り返しながら一人暮らしを続けていました。統合失調感情障害と診断されていました。

統合失調感情障害というのは、統合失調症と気分障害（うつ病、双極性障害などの総称）がまざった病気です。というよりは中間的な病態といった方がいいかもしれません。

精神疾患は大きく分けて統合失調症と気分障害に二分されるといってもいいぐらい、この2つが代表的な疾患です。

しかし、この2つの病気がはっきり区別できるぐらいに異質なものかというと、そうでもないのが精神医学のややこしいところです。統合失調感情障害という中間的な病名があること自体がややこしさの象徴です。2つの病気が合併している、とは言わないんですね。その中間的な病態に統合失調感情障害という1つの病名がつくのです。統合失調感情障害の症状や転帰などを解析し、統合失調症と気分障害の境界づけをきれいにできないか、と研究した人もいるのですが、結果は連続性の変化（スペクトラム）になっていて境界づけはうまくいかなかった、という話もあります。

実は、気分障害にも幻覚妄想が出現することがあります。その場合、「精神病症状を伴う重症うつ病エピソード」などという言い方をします。精神病というのは統合失調症の別名です（統合失調症は精神疾患の代表なのです）。この「統合失調症の症状がある気分障害」は気分障害の一部として扱われます。しかし、これは統合失調感情障害とは別物です。ややこしいですね。

## 精神医学はハッキリしない

じゃあどう違うのか、ということですが、それには統合失調感情障害の診断基準を見るとよく分かります。ざっくり書くと、統合失調感情障害とは、「統合失調症と気分障害が同時に出現する時期がある。でも別々に症状が出る時期もある。しかも病歴期間の大部分で気分障害がある」ということなんです。

え？　分かりにくい？　ですよね。そうなんですよ。分かりにくいんです。この中間的な病態というのは歴史的に様々な議論があるんです。前に、少しだけご紹介した「非定型精神病」という概念もその1つですが、他にも諸説がたくさんあるのです。本書も後半に入っていますので、専門的な話があってもよいかと思い、非常にややこしいですけど長々と説明させていただきました。

この辺りを細かく議論していくのは精神医学の醍醐味の一つなのかもしれませんし、偉い先生方が酒の席でけんけんごうごう語り合うのを拝聴する、なんてのは、いかにも精神科医らしくて僕も嫌いではないのですが、1つハッキリ言えることは、精神医学はハッキりしない、ということですね。これはもう胸を張って言えます。こんなことを書いていると偉い先生方に怒られそうなので、この辺にしておきます。

## まさに「統合失調感情障害」だった山田さんの病態

毎回恒例の精神医学紹介コーナーも終えましたので、山田さんの話に戻りたいと思います。ただ、実は上記の話は全くの脱線でもないのです。もう一度、統合失調感情障害の診断基準（ざっくり版）をお示ししましょう。

「統合失調症と気分障害が同時に出現する時期がある。でも別々に症状が出る時期もある。しかも病歴期間の大部分で気分障害がある」

山田さんの病態は、まさにこのままでした。同時に出現する時もあるし、別々に出現する時もある。大部分は気分障害で躁うつの波がある。つまり山田さんは、統合失調感情障害という病名にぴったりの病態だったのです。こうなると分かりにくいと思った疾患分類も、あって良かった気にもなるというものです。逆に言えば、こういう例が少なからずあるからこそ、このような疾患概念ができるのでしょう。

さて、具体的な話に戻ります。山田さんはこの統合失調感情障害の症状のために様々な生きづらさを経験することになりました。躁状態で気が大きくなってしまった時には、不必要な買い物をしすぎて散財してしまいました。また、隣人から嫌がらせをされているという妄想にとらわれ、それを苦にして死のうと思い、自宅に火をつけ全焼させてしまう、ということもありました。

その都度、助けてくれたのは弟さんでした。弟さんは山田さんをサポートしながら山田さんの起こしてしまったトラブルの処理をしてくれていました。それは一度や二度ではありませんでした。長い病歴の間、陰になり日向になり支えてくれたのでした。

## 統合失調症の残遺状態と多種多彩な身体合併症

山田さんが当院に入院したのは67歳の時でした。大学病院からの紹介でした。その頃、山田さんの症状は非常に進行していました。何が進行していたかというと、統合失調症の症状です。これまで何度もご紹介していることですが、統合失調症が進行すると、幻覚妄想よりも陰性症状が前景に立ち、自閉的になり、疎通も不良になります。便の処理ができなくなるなど人格の荒廃も見られてきます。このような状態を残遺状態と呼びます。

山田さんは、統合失調症でいうなら残遺状態だったのです。そこに躁うつの気分の波がある。実際の病態としては、「気分変動を伴う残遺状態」とまとめると理解しやすくなります。そして残遺状態の対応としては大学病院ではなく、長期的な視野で、精神科単科病院に診てもらいたい、というのが紹介理由の1つでした。

1つでした、というからには他にも理由がないとおかしいわけですが、そのもう1つの理由は身体合併症でした。山田さんは心房細動がありワルファリンを服用していました。また、洞不全症候群のためペースメーカーが入っていました。それと糖尿病がありました。肥満のため、自力ではほとんど歩行ができません。喘息もありました。睡眠時無呼吸症候群もありました。大学病院でCPAP（持続式陽圧呼吸療法）も導入されましたが、山田さんがどうしても煩わしく感じてしまい、外してしまうので中止になっていました。そのように多種多様の身体合併症があり自宅での生活というのはほとんど望めない状態だったのです。それで当院の身体合併症病棟に入院になったというわけです。

## 身体合併症は誰が診るべきか

いいえ、身体合併症だけなら精神科単科病院ではないはずです。むしろ単科病院では精神科以外の疾患を診るのは非常に不得意です。であれば、総合病院の内科に入院した方が良いはずです。そうはいかない理由は精神症状でした。気分の波があり怒りっぽくなる時がありました。そのような時には身体科では対応困難です。それで精神科が主な対応をせざるを得なくなるのです。それは患者さんにとっては決して望ましいことではありませんが、今の日本の現状においては身体科の先生、スタッフだけでは精神疾患の対応は十分にはできませんので、やむを得ないというのが実情です。

そうであれば総合病院の精神科で対応するのがいいのかもしれません。しかし残念ながら周辺にそのような病院、病床はとても少ないのです。そのような制度上の問題点が当院のような精神科単科病院にシワ寄せし、それはつまり患者さんにシワ寄せすることになり、すなわち、身体疾患の対応が不十分な精神科病院に入院することになってしまい、身体疾患の対応が不十分な僕が主治医になってしまったりする、というわけなのです。

ついつい自虐を込めた皮肉を書いてしまいましたが、やはりこの状況は精神科患者さんにとって望ましいとはとても言えないと思います。精神疾患がいくら大事なこととはいえ、まず命に関わるのは身体疾患であることがほとんどです。にもかかわらず、直接には命に関わらない精神疾患の対応が優先されなければいけないという理由は何なのでしょうか。

これ以上書くとおそらく長く暗い道を通っていかざるを得ないように思われますので詳しくは述べませんが、1つだけ指摘させてもらえるなら、この背景には「差別」というものが無視できないものとして存在しているような気がしてなりません。

それはともかくとして、このような次第で当院入院後は僕が山田さんの主治医をさせていただくことになりました。

入院時、山田さんは躁でもうつでもない状態でした。しかし傾眠でした。それは睡眠時無呼吸症候群のためでした。夜間は酸素飽和度が頻回に下がっていました。気道閉塞のためなので、酸素を吸入しても変わりません。CPAPもすでに試みられていましたが、装着が煩わしすぎて継続できない、という理由で断念されています。本人も弟さんも、このまま様子を見ていくということで同意されていました。

とはいえ、日中の眠気に抗精神病薬や気分安定薬は悪影響です。高度の肥満もあり自力でのベッド移乗も難しい状態ではありましたが、だからといってずっとベッドで寝ているのも良いはずがないわけで、少しでも傾眠を改善しようと思い、薬を減量してみました。

## 減薬のタイミングで躁転

すると、その影響が出たのか、たまたまそのタイミングだったのか分かりませんが躁転しました。機嫌が良くなり、非常に多弁になりました。同時に怒りっぽくもなりました。機嫌が良いのと怒りっぽいのが両立してしまうのが躁状態の困ったところです。傾眠はかなり改善しましたが、別に睡眠時無呼吸が改善したわけではありません。それを超えて気分が高揚していたということです。

また、自力では移動できないと思い込んでいたのですが、ベッドから自身で下りるようになりました。しかしその意欲は良いのですが、体がついていきません。何度もベッドから転落しました。頭も打ちました。幸い、出血も骨折もありませんでしたが、非常に危険でした。

そこで、再び抗精神病薬、気分安定薬を増量しました。しばらくすると薬が効きすぎたのか、たまたまそういうタイミングだったのか分かりませんが、うつになりました。精神科の症状は治療によってすぐに反応するわけではないので、何が原因かというのは判別できないことが多いのです。躁うつの波はきっかけなく起こる人も多いです。薬の効き目も早くて2週間後、正確に見極めるには1カ月ぐらいは見ていく必要があります。それぐらいの期間では、どこまでが薬の影響かを特定するのはなかなか困難です。山田さんの場合も薬の変更が原因かどうかは分かりませんが、ともかく今度はうつになりました。

## 「もうあんな人、早く死んだ方がいいんです」

入院当初は食事は取れており、ある程度の意欲は見られましたが、うつになると食欲も落ちました。入院時にはある程度できていた会話もほとんどしなくなりました。というより、この時になってやっと入院時はうつではなかったのだと気づいた、というのが実際のところでした。

うつになったからなのか、薬の影響か、そういうタイミングだったのか、これもはっきりしませんが、誤嚥性肺炎を起こすようになりました。その後、薬を減らしましたが、頻回に肺炎を繰り返しました。

そのような状況では、うつでも躁でも致命的な事態になる可能性が高いと考え、弟さんに今後の方針を相談することとなりました。山田さん本人は、会話はある程度できますが、細かいことの理解力や判断能力は十分ではありませんでした。

今後の方針というのは、心肺停止時などの緊急時にどうするかという相談です。これまでもご紹介してきた通り、高齢の方にはあらかじめご家族に方針を相談しておきます。心肺停止時に心肺蘇生を行うのか、気管挿管はするのか、救急搬送して転院もするのか、当院でできる範囲でよいのか、などです。

その説明をした後に弟さんが言われた言葉に驚きました。

「何もしなくていいです。もうあんな人、早く死んだ方がいいんです」

似たような感情をオブラートに包んだ言葉で述べられる家族はそれまでもいましたが、ここまでハッキリと言われた方は初めてでした。弟さんは、「もう散々迷惑ばっかりかけて、あんな人どうなろうと構いません」と続けられます。その言葉と苦り切ったような表情から、これまでかなりのご苦労があったことが想像されました。

「ああ、それは大変ご苦労されましたね」と僕も共感を示しました。教科書に書いてあるような言葉ですね。あらためて書くと上辺をなぞっただけのような表現にも思えて気恥ずかしい感じもしますが、実際そう伝えました。続けて、「そのお気持ちも分かるのですが、何かあった時の方針は考えておきたいと思います。今のお話ではなるべく処置はしないということでよろしいですか」と尋ねました。

すると、「まあ姉も大変だったとは思います。できればなんとかしてあげられたらとは思うんですけどね」と、涙をこぼされました。

## 肉親の苦しみと情に寄り添う

おそらく、どちらも本心なのだろうと思います。これまで山田さんのために相当の負担をしてこられたはずです。こんな人いなければ良いのに、と思ったことも何度もあるのでしょう。それを他人に言うのもはばからないほどの苦しみも本心なのでしょう。しかし、それと同時になんとかしてあげられるものならしてあげたい、という肉親としての情も本当なのだと思いました。

本書のタイトルにある「その死に誰が寄り添うか」。家族が寄り添えない場合も多くご紹介してきました。細かい事情は様々ですが、病状の重さに疲れ果てて家族の心が離れていってしまったケースも多いのです。一般的に「家族のようなケア」という言葉は良い意味で使われます。家族なら親身になるのが当然だ、という発想ですね。しかし、時として、いや往々にして、家族だからこそ感情がもつれてしまう、冷静でいられなくなることもあると思うのです。愛憎は紙一重です。

一方、医療者は他人なので家族ほど親身になることはできないかもしれない。しかし、他人だからこそ冷静に寄り添えることもあるのではないか、と思います。淡々と、ひっそりと、真摯に。他人であることをわきまえた上で、過度に感情移入するわけでもなく、ただ寄り添う。そのような形もあって良いのではないかと思います。

私見を述べてしまいました。ところが、今回はそのように終われるわけでもないのです。二転三転するようで申し訳ありませんが、続けます。

## 突然の心肺停止

山田さんは、気分の波をいくつか経て、肺炎を繰り返しながらも、それなりに過ごしておられました。自力歩行ではなく車椅子での移動でしたが、デイルーム（食堂）に出て機嫌よく過ごされていることも多くありました。笑顔で挨拶されたりすると、調子が良いな、とホッとしたりしていました。

躁でもうつでもない日がしばらく続きました。そんなある日、突然心肺停止になりました。日中でしたが、看護師がふと気づいた時には山田さんに動きがなかったのです。すぐに心肺蘇生をして弟さんに連絡しました。

事前の同意では心肺蘇生はしない、となっていましたが、それはある程度状態が悪くなって予後の予測がつく時のことです。とっさの場合はどうしても心肺蘇生はしてしまいます。すぐに心拍、呼吸が戻ることもあるわけですから、全く何もしないわけにはいきません。文章にすると伝わりにくいかもしれませんが、いくら同意書があっても、さっきまで普通に過ごしていた人が突然心肺停止になれば何はともあれ心肺蘇生せざるを得ないというのは、医療関係者であれば想像していただけるかと思います。

山田さんの心肺停止が回復しないまま10分ほどたった頃、弟さんに連絡がつきました。原因は分からないが心肺停止である、ということを伝えると、「もう結構です」と言われました。確かに、事前にそのように話していました。しかし、いざ急変という状況に直面すると、気持ちが変わるということはあり得ます。そのようなケースも以前ご紹介しました。そういうわけで、できるだけその都度、意思を確認する必要があるわけです。結果として今回は、事前の話の通り、なるべく処置はしない、ということになりました。つまり、死亡確認をさせていただくこととなりました。

弟さんからは、「よく診ていただきました」と感謝していただきました。肩の荷を降ろされたようなほっとした表情にも見えたので、あながち社交辞令だけではないようにも思えました。

しかし、僕としては釈然としません。弟さんも検死などは望まれませんでしたので、致死性不整脈として死亡診断書は書かせてもらいました。心房細動はありましたし洞不全症候群もありました。ペースメーカーは入っていましたが、除細動機能はありませんでした。致死性不整脈が起こっても不思議ではない心臓ではあったと思います。そういう意味では診断書は間違いではないでしょう。

　とはいえ、結局よく分かりません。70歳というのは現在ではそこまで高齢ではありません。突然亡くなって当然、とはなかなか考えられません。何より僕が何か致命的なものを見落としていたという可能性が否定できません。

## 主治医の反省と、「もしも総合病院だったら……」という思い

　前半の話に戻りますが、精神科医はどうしても身体のことに関しては不得意です。もちろん、昔の精神科医ならともかく、現在の精神科医のほとんどは僕も含めて、「精神科医は身体のことは知らなくていい」とは思っていませんし、最低限のことはできるべきだと思っています。しかし、最低限がどこまでなのかはよく分かりませんし、どう頑張っても、身体のことに関して身体科の医師よりも苦手なのは間違いないのです。

　いいえ、他人を巻き込むのはやめましょう。山田さんの主治医は僕です。結局のところ、主治医である僕の責任は免れ得ません。採血データ、身体診察、何か見落としていたサイ

ンはなかったか。考えるとキリがありません。避けられない突然死というものもあるとは思いますし、弟さんに感謝はされたということは、それなりのことができたのだ、と考えることもできます。そう思いたくなる気持ちもないわけではありませんが、やはり、それですませてよいものではないだろう、とも思うのです。そういう意味で、山田さんには大変申し訳なく思っています。

その上で、1つ言い訳をさせてもらえるなら。これが総合病院であれば、もっと適切なケアができていたかもしれない。もっと早く身体科の先生に相談ができたかもしれない。それなら、もっと違う結果になっていたんじゃないか、とも思ってしまうのです。

第13話

# 最後に残るは生きる本能

本書の基となった連載を開始した当初は「まだ、精神保健指定医（行動制限をすることなどが可能となる資格のこと）も精神科専門医も取得していない若輩者ではありますが」と前置きしたのですが、1年以上連載を続けている間に、晴れて精神保健指定医になりました。おめでとうございます？　あ、ありがとうございます。専門医試験は現在絶賛受験中です。どうも、ご声援ありがとうございます。あれ、幻聴ですか？　失礼しました。

## 精神保健指定医取得の苦労話を少し……

精神保健指定医（以下、指定医）については、2015年に認定過程に不正が発覚して以来、問題となっています。今なお、完全には解決していないようです（注：連載執筆時点では発表されていませんでしたが、2016年11月に89人もの指定医の資格取り消し処分がなされました）。指定医というのは、措置入院の判定や強制入院の判断など、かなりの権限を有する国家資格なのですが、その認定試験はレポート提出と口頭試問で行われます。5症例に対して、それぞれ2000字以内のレポートを書かなければいけません。

その中に、かなりの分量の法律に関する記載が必要なのです。ただし法律に関する記載は症例によらず同じなので、同じような文言になります。全く同じ表現になっても何ら不思議はありません。合格したレポートをコピー&ペーストしたのではないかと疑われたとしても、これに関しては仕方ありません。同じことを書かないといけないのですから！

これまで不合格になる理由として多いと考えられていたのが、法律に関する記載の不備でした。法的な不備がないようにしっかり記載しながら、2000字に収めるのは至難の業です。法律以外の記載、つまり症例の実質的な内容からいかに字数を削減するかに多くの申請者は苦悩しました。

しかし、実際に不合格の理由として最も多かったのは、表紙の不備でした。表紙というのは、病院名や提出日時、申請者のサインなどが記載された、まさに表紙です。この記載ミスで不合格になるケースが最も多かったのです。これは、申請者がレポート提出前に必ず受ける講習会で、講師の先生が言っていたので間違いありません。つまり、指定医になるのに必要な最大の資質は、表紙を間違いなく書くことなのです。法的に大きな権限を行使する指定医ですから、やはり表紙を間違えて書くようではいけないのですね。そういうことですよね。合っていますよね？

いつものように前置きが長くなってしまいました。患者さんが出てくるエピソードは今回が最後です。ここまでお読みいただき、ありがとうございました。振り返ってみると、長かったような短かったような。若輩者がようやく指定医になったと思えば（書いていませんでしたが、この間、実は1回不合格になっていました……）、なかなか感慨深い気もします。

と、感傷に浸っている場合ではありません。まだ、何も書いていません。

## 精神遅滞とてんかんを有していた佐々木さん

今回は、佐々木さん（仮名、享年69、男性）のお話です。佐々木さんは知的能力障害（精神遅滞）で、てんかんがありました。精神科病院に長期入院している方には知的能力障害でてんかんがある方がかなりの数おられます。つまりよくあるケースではあります。しかし、入院に至る経緯は様々です。

佐々木さんは、知的能力障害がありましたが小学校までは普通学級でした。中学から特別学級に入りました。15歳の時に、てんかん発作が出現。発作が頻回に繰り返すようになり、入院になりました。入院後は立ったまま転倒するような発作が1日に何度もありました。やがて薬物療法で発作の回数は減っていきましたが、入院は続いていました。なぜ入院が続いていたか、今となっては詳細は分かりません。発作が完全にコントロールできていなかったからか、精神症状もあったからなのでしょうか。知的能力障害とも関係があるかもしれません。あるいは退院が許されない社会的な状況もあったのかもしれません。

ともかく、長期入院を続けており、入院20年目に脳出血が起こりました。そのため両上下肢に重度の麻痺が残りました。知的機能も悪化しました。以降は寝たきりの生活です。長い入院生活の間に、多くの合併症が起こりました。糖尿病がありました。褥瘡もできました。頻回に蜂窩織炎や肺炎を起こしました。前立腺癌も発見されたりしました。いつからかは分かりませんが、胃瘻が造設されていました。おそらく四肢麻痺のため食事の自力摂取ができないことと、嚥下機能も低下し肺炎を繰り返していたからでしょう。

やがて、僕が主治医となりました。佐々木さんは、寝たきりでしたが、とても陽気な人でした。知的能力障害、脳出血の後遺症はあるので、長い会話や複雑な話はできませんでしたが、簡単な受け答えはできました。構音障害もありましたが、調子の良い時には自分の話したいことをよく話される方でした。小さい頃に弟とよく遊んだ、ということを何度も言われました。また、美空ひばりの大ファンでした。事あるごとに「ひばりが聞きたい」とリクエストがあり、ベッドサイドのラジカセで流して聞いていました。

このように、寝たきりながらも、また簡単な受け答えしかできない知的能力であっても、生きる楽しみがあるようであり、当然のように、生きる意志があるのを感じられました。

ここで、少し脱線します。胃瘻についてです。

## 「食べられなくなった時が寿命」なのか

終末期医療の話でよく、スパゲティ症候群という言葉が登場します。胃瘻や点滴などつながっている多くの管がスパゲティのようだ、という表現です。これは否定的な意味で使われます。

特に胃瘻に関しては、批判の的となることが多いように思います。食べられなくなった時が寿命であるという言い方で、胃瘻造設を否定する議論をよく見かけます。あるいは、実際に主治医に頼まれて胃瘻を造設した医師が、後日、施設にいるその患者を見た時に、上述のスパゲティ症候群のような状態になっていて、「こんなことをするために自分は胃瘻を造ったのだろうか」と自身の行為に疑問を感じ苦悩する、という話も聞いたことがあります。

しかし、そのような話を耳にするたびに、僕は少し違和感を覚えるのです。では、胃瘻を造らずに死を迎えることは必ずしも正しいのだろうか、と。

その理屈でいくと、佐々木さんはずっと昔に亡くなっているでしょう。経口摂取ができないのですから。では、胃瘻造設後のこの命は、生活は、無意味なのでしょうか。見る人によっては、そう思う人もいるかもしれません。僕も主治医になってしばらく見ているから佐々木さんの感情や意図が分かるのであって、たまたまある時期を見ただけでは、意思疎通も十分できず、ただ生かされているだけ、と見えるかもしれません。まだ、佐々木さんほどの活動性があれば良いですが、もっと感情や意思の分かりにくい方はいくらでもいます。その方々が、胃瘻造設によって永らえた命は無駄なのでしょうか。

このように問うと、反語的な表現に思われるかもしれません。つまり、胃瘻を全面的に肯定しているように捉えられるかもしれませんが、必ずしもそういう意図ではありません。

非常に悩ましい問題で簡単には答えは出せない、ということを言いたいのです。これまで書いてきたように、最終的に僕の判断で胃瘻を造設した人は少なくありません。その時の僕の気持ちの変遷を少し書いてみます。

胃瘻造設をした直後の数日は、もちろん「胃瘻を造設して良かった」と感じます。比較的安全に栄養を投与できるようになったわけですから。逆に言えばそう思うから胃瘻にしたわけです。

しかし、1カ月後には少し印象が変わります。「食事も取れないで寝たきりのこの人の人生は、本当に意義があるのだろうか。胃瘻は無駄なことをしたのではないだろうか」。そのような疑念が脳裏をよぎります。おそらく、これが先述の胃瘻を造った医師の感覚に近いのではないか、と思います。

しかし、3カ月後に今度は、「いや、これだけの期間、命を永らえることができたのだから、これは有意義なことだろう」と思えてきます。ところが、また1年後には、「生きる苦痛をただ延ばしているだけではないだろうか」と思えてきます。そして3年後には、「これだけの時間、生きることができたのが無駄なはずがない。無駄な命などない」などと思うのです。

これがおそらく佐々木さんに感じた僕の印象でしょう。では、10年後はどう思うでしょう。それは分かりません。

胃瘻に関してよく目にする上記の意見について僕が感じるのは、印象だけで軽く考えたり、実際に長い時間見ることなく一時の感情で結論を出したりすることは危険だ、ということです。

## 元気な時の意志が衰えた時も同じとは限らない

少し論点を変えます。胃瘻や寝たきりの人たちを見ていて感じることがあります。人は、生物は、生きている限り、本能的に生きる意志があるということです。寝たきりといっても、全く反応がないわけではありません。多くの方は、痛み刺激には反応します。苦悶の表情を浮かべます。「植物状態」というのが正確に何を表すかはよく分かりませんが、言語的な意思表示ができなくても、表情をほとんど変えることができなくても、死に近づくことを避けようとする反応は誰にでも必ずあります。生体のホメオスタシス（恒常性）を維持するということは決して簡単なことではありません。それがなければすぐに死んでしまいます。しかし、寝たきりでもホメオスタシスを維持する機能は働いているのです。それは何よりの生きる意志ではないか、とも思えるのです。

ある政治家は、終末期に関する話で「さっさと死ねるようにしてもらわないと」と言いました。一般論ではなく、ご本人の人生観として、遺書に無駄な延命治療はしないように記しているというお話だそうですが、これを公の場で発言したため、賛否両論あったようです。尊厳を守るという意味では、何でもかんでも延命すれば良い、というものでもないのでしょう。

しかし、僕が感じるのは、これは、元気な時だから言えることだということです。実際に自分が寝たきりになった時も、同じように思うかというと疑問です。死なせてほしい、と言える能力はかなり高次の機能です。寝たきりになるまで、はっきりと言葉で表現できないほど衰えた時、残っているのは生きる本能です。実際に、寝たきりの方を見ていて、「死なせてほしい」と思っているように感じたことは、僕はありません。考えは状況によって変わります。元気な時の意志が、衰えた時も同じとは限らないのです。

こう書くと、なんでもかんでも胃瘻をするべきだ、延命すべきだ、という意見を持っていると思われるかもしれませんが、そうではありません。どこかで何らかの線引きは必要だと思います。しかし、その前に、なるべく実態を知っていただきたい。元気な時の慢心や、一時の刹那的な感情や、机上の空論ではなく、正しい情報をなるべく多く持った上で、慎重に判断をしてほしいのです。これは胃瘻に限りません。終末期の輸液であれ、薬剤投与であれ、同じです。命の最期をどのように扱うべきなのかを他人が軽々しく論じてほしくはないなと思います。

これは医療者でない一般の方には難しいことかもしれませんが、医療者であっても、実態を正視することなく観念的に論じられていることが多い気がします。かなり偉そうではありますが、少し書かせていただきました。

と、これだけ書いておいて、後半は全く逆の話になります。

佐々木さんは、よく発熱しました。蜂窩織炎、褥瘡、肺炎などです。総合病院での転院治療を何度も繰り返していました。しかし、僕が主治医になる2年前に、よくお見舞いに来ていた弟さんとの間で治療方針の合意があり、過剰な延命治療はしない、急変時の心肺蘇生はしない、転院治療もしない、となっていました。合意されたときの様子は詳しくは分からないのですが、度重なる合併症の闘病生活を不憫に思われたのかもしれません。

僕が主治医になってからはしばらく何事もなく経過しました。3カ月ほど経った頃、身体合併症病棟から介護療養病棟に転棟になりました。しばらく特に目立った治療もしていなかったので、治療というよりもより介護に近い状態でした。それなら、病棟を移った方がより佐々木さんの現状に合った治療やケアができるのではないかと考えたのです。佐々木さん本人がどこまで理解されたかは分かりませんが、転棟に拒否は示されませんでしたし、弟さんも同意されました。

## 誤嚥性肺炎による敗血症性ショック

転棟して半年ほどたったある日、37度台の発熱がありました。しんどそうにはされていましたが、特に画像検査や血液検査などの検査をせず様子を見ることにしました。

その次の日は休日でした。その日の深夜から顔面蒼白になりました。血圧が低下していました。当直の先生が診察しました。酸素飽和度も低下していたので酸素投与を開始しました。程なくして、血圧は回復しました。

その翌日、CTを撮ったところ肺炎像を認めました。採血データでも炎症反応は高値でした。抗菌薬を開始しました。しかし、その頃には意識レベルは低下し、すでに下顎呼吸になっていました。非常勤の内科の先生にも相談したところ、「誤嚥性肺炎による敗血症性ショックであろう。予後は厳しい」という意見でした。

弟さんに連絡し病院に来ていただきました。状況を説明し、治療方針の確認を再度行いました。やはり、過度な延命治療はしない、心肺蘇生も行わない、転院治療はせず当院でできる範囲の治療を行う、という方針でした。転院はしませんでしたが、身体合併症病棟に再度転棟となりました。

その日の深夜に、佐々木さんは亡くなりました。弟さんには付き添っていただいたので、弟さんに看取られた形でした。

## 僕はその時、「しまった」と思った

さて、この経緯を見て、皆様はどう思われるでしょうか。僕は、今回この話を書くに際してカルテを見直しましたが、その率直な印象としては、発熱後、わずか2日で亡くなる、ということは69歳という比較的若年とはいえ、もともと抵抗力が衰えていたのだろう、この死を避けるのはなかなか難しかったのではないか、というものでした。

言い訳としては、いくつも考えられます。先に書いたように、もともと体力がなくなっていたこと。精神科単科病院では、休日には画像検査ができない、採血もすぐには結果が出ないなど、急を要する治療は難しいこと。身体合併症病棟ならまだしも、介護療養病棟では身体的な管理はどうしても手薄になること。こうしたことを考えると、これは仕方なかった、と言いたくなってしまいます。

しかし、当時僕が感じたことを、今でも覚えています。「しまった」と思ったのです。それは、何かというと、初めに発熱の報告があった日の対応でした。

## その行為は過剰か、必要か

高齢者や寝たきりの人が発熱することは日常的によくあります。抗菌薬治療が必要な場合もありますが、様子を見ていると自然軽快することも多くあります。いわゆる感冒症状、風邪です。その頃は、半端な知識で、「抗菌薬の使いすぎは良くない」とか、「過剰な検査はすべきでない」などと安易に考えていました。それで発熱のあった日も、不用意に様子見としてしまいました。あろうことか、聴診すらしていませんでした。言うまでもないことですが、不要な検査をしないのは、必要な診察をしているから言えるのであって、手抜きをして良いわけではありません。

その時に聴診をしていたら、そうでなくともCTを撮っていたら、血液検査だけでもしていたら、どうなっていたのか、今となっては分かりません。その時点で肺雑音を聴取し、肺炎を疑い、抗菌薬を開始していても、実際のその後の早い転機を考えると、予後は変わらなかった可能性もあります。とはいえ、やるべきことをやっていなかったのではないかという思いが、その時には確かにありました。

どうしてそうなったのか、の理由としてもう一つ思い当たることがあります。自分としては、基本的には丁寧に診察をすることを心掛けています。身体診察はともかく、血液検査や画像検査はやや過剰な検査をしがちです。単純X線を撮るべきかもしれないところをCTにすることは多くあります。精神科単科病院という性質上、医師の技量不足、マンパワー不足は検査で補うのもやむを得ない、と考えています（異論もおありでしょうが、いったんスルーしてください）。しかし、佐々木さんのケースでは、聴診はともかく、画像検査、血液検査もしませんでした。

それはなぜかといえば、一言で言うなら、佐々木さんを軽んじていたからではないか、と思います。

佐々木さんが、寝たきりでなければ、意思疎通ができる知的能力があれば、僕はもう少し丁寧に診察や検査をしたかもしれません。合併症を繰り返している人で、延命治療もしない人。まあ、それならちょっとぐらい手を抜いてもいいか。そういう感覚が頭をかすめていたのです。

その時には、はっきりとは気づいていませんでしたし、言語化するほどの強い感覚ではなかったのですが、佐々木さんが亡くなった時に、しまった、という感情が湧き起こってきたのは間違いないのです。それですら、そこまで強い感情ではありませんでしたが。しかし、その時の自身の感情への違和感は確かにあり、冷静に振り返ってみると、要するに手抜きをしてしまった、ということに気づいたのです。「抗菌薬の使いすぎは良くない」、「過剰な検査はすべきでない」などというのは、その口実にすぎなかったわけです。それを掘り下げると、やはり、佐々木さんを軽く扱ってしまっていたということに思い至らざるを得ませんでした。

## その死を希望に変えるには

ここまで書いておいて、前半の胃瘻についての見解を振り返ると、一体どの口が言ってるんだ、とは自分でも思います。しかし、実は順番は逆なのです。佐々木さんやそのほか、これまで書かせていただいた方々のケースを経験していく中で、自分の中でいろいろな価値観、考え方が変わってきた、あるいは成熟してきたのだと思います。若輩者なりに経験は積んできたわけで、なんとかそれを良い形に生かせたら、と思って本書を書かせていただいた、という面もあります。

本書の序章のタイトルは「死は希望だ」でした。これらの死を希望に変えるには、自分の中でのみとどめるのではなく、失敗も含めて、反省も踏まえて、多くの方に知っていただき、考えていただく必要があるのではないか。そのような意図で書いてみました。お汲み取りいただけると幸いです。

もう一つ付け加えておきますと、これも序章に書いたことですが、これらは全て架空の症例です。事実とは一部あるいは大部分が異なります。そういうわけですので、あまり僕を責めないでください。その点も含め、ご容赦いただければ幸いです。

終章

# 闇の中に見捨てられた命

～比叡の空高く～

本書の表向きの趣旨については、詳しくは序章に書いたのですが、もうお忘れの頃かとも思いますので、あらためて簡単にまとめさせていただきます。

精神科単科病院の身体合併症病棟という、一般の医療者とはやや異なる少し特殊な状況で診療をしてきました。その経験をご紹介することを通じて、精神科というものの実態を知っていただきたいと思いました。また、その中で、かなり多くの方が亡くなるのを看取ってきました。その多さに、「死」に対して麻痺してしまったような感覚があり、後ろめたさがありました。本書を書くことであらためて振り返りつつ、自身の後ろめたさの解消をし、あわよくば読んでいただいた方に何かの参考にしていただきたい。大げさに言えば、「死」を「希望」に変えたい、というようなものでした。

以前、とある製薬会社の講演会で、夏苅郁子先生の講演を拝聴する機会がありました。夏苅先生は、お母さんが統合失調症、ご自身も自殺未遂の歴がある、そのような経験を通して、精神科医として、同時に当事者、介護者としての視点を基に、統合失調症の理解・啓発のための運動に取り組んでおられます（この短い言葉でうまくお伝えできているか、はなはだ心許ないので、ぜひご自身でも情報を検索してみてください）。講演では、その体験や活動をご紹介いただき、誠実なご姿勢、温和なお人柄とともに、大変感銘を受けました。

その講演で夏苅先生が言われていたことで印象に残っているのが、「学術的な論文も重要だが、医師人生で一度は、当事者の方の人となりに寄り添う論文を書いてほしい」ということ。細かい一言一句までは覚えていないのですが、そのような趣旨のことをおっしゃっていました。

本書は決して論文ではありませんし、必ずしも夏苅先生のおっしゃる趣旨とは一致しないとは思うのですが、自分なりにその問い掛けに何か応えることができないか、という意味もあって書きました。

さて、これが表向きの趣旨です。表向きと書いたからには裏の意図もあったわけです。

本書の基となった連載を始める際、題名をいくつか考えました。そのとき、最終的に決めた題名「その死に誰が寄り添うか」ともう1つ、最後まで迷ったものがありました。それは「精神科単科病院という悲劇」という題でした。

結局、前者の題名に決めたことで、内容もそちら寄りになり、結果としてはこれで良かったと思っています。しかし、随所にあまり目立たない形で「精神科単科病院という悲劇」が忍び込んでいたことに気づいていただけましたでしょうか。精神科単科病院という悲劇、さらに言えば「精神科単科病院の身体合併症病棟という悲劇」は、種々の要素を含んだ重層的な構造になっています。しかしそれらを貫く1つのキーワードは「差別」です。精神疾患への差別、精神科当事者への差別、精神科への差別。それらが折り重なり、沈み込んだ谷の底に、精神科単科病院の身体合併症病棟はあるのです。

なぜ長期間、退院できなかったのか。なぜ精神科医が身体疾患を診るのか。なぜ転院を断られるのか。なぜ家族は治療を拒否するのか。その答えが精神科単科病院の身体合併症病棟なのです。

そして、なぜ多くの精神科病院は人里離れた場所や山の麓にあるのでしょうか。

しかし、そのような差別の谷の底である、精神科単科病院の身体合併症病棟にも、その人の数だけ個別のストーリーがあり、人生があり、生きる意味がありました。そして誰にも等しく必ず訪れる「死」がありました。そちらに焦点を当てたものが「その死に誰が寄り添うか」という題名だったのです。つまりこの2つの題名は同じものの表と裏であり、光と闇なのです。

私は、医学部の実習で精神科を回るまで、統合失調症の方と接したことがありませんでした。病気についてもほとんど知りませんでした。おそらく、医療関係者以外の一般の方は、統合失調症についてよく知らない方が大半ではないでしょうか。しかし統合失調症の方は約100万人、つまり100人に1人もいるのです。本来、接したことがない、知らない、ということ自体が不自然なのです。

それはなぜか。1つ理由を挙げるならば、統合失調症になった方は、知らない間に、精神科単科病院に入院しているからかもしれません。精神疾患の入院者数は30万人以上。その中で精神科単科病院に入院している方は25万人以上もいるのです。残りの70万人の方は、病状が安定して外来通院しているのか、はたまた、未治療で家にいるのか。いずれにせよ、ひっそりと過ごされているのが現状です。

そのような方々の生活や人生について、語られることはほとんどありません。医療関係者ですら知る機会は少ないでしょう。そのような隠された実態を、少しでも知っていただきたいと思って書き始めました。

私が本書の基となった連載を続けていた2016年7月、ある事件が起きました。相模原障害者施設殺傷事件です。この事件を知らない方はおそらくいないでしょうから、改めて説明する必要もないでしょう。一方で、いまだ明らかになっていないことも非常に多く、軽々に語ることができないのも事実です。しかし、その分かっている範囲で、1つ気になっていることがあります。それは、被害者の名前が公表されていないことです。

報道を信じる限りでは、事件発生直後、警察は「施設には様々な障害を抱えた方が入所しており、被害者の家族が公表しないでほしいとの思いを持っている」として、被害者の名前を公表しない方針としたようです。そして、被害者の家族の1人はその理由を、「この国には優生思想的な風潮が根強くあり、全ての命は存在するだけで価値があるということが当たり前ではありません。ですからとても公表することはできません」と説明しているとのことです。

今回の件に関して、名前を公表すべきだと主張するつもりはありません。様々な事情が鑑みられた結果、公表されていないことは分かります。公表しないと決めた被害者の家族を責めるような意図も毛頭ありません。ただ、結果として、名前が公表されず、ましてや、その方々の生活、人となり、人生について語られることはなく、私たちが知る由もないことは、とても残念に思います。

本書でも、患者さんの実名はさすがに出せませんでした。しかし、架空のケースとはいえ、実際のケースに基づいた幾つかのエピソードをお示しすることで、少しでも実態をご紹介することができたのではないか、と思います。

世の中には様々な思想があります。どれが正しいと簡単にいうことはできません。その時代や社会背景によって正しさは変わるでしょう。今回の事件で話題になった「優生思想」も、一部では容疑者の「妄想」であるという説もあります。しかし、妄想というにはあまりにありふれた考えのように感じます。100年前、いや数十年前まで、ナチスドイツに限らず、日本、アメリカも含めて世界中で、「正しい」と考えられ、様々な政策が「実行」されていたのです。だから私は、今あえて一概に否定することはしません。どうするべきかは、その場、その時の状況を熟慮し決断するしかないでしょう。しかしその際に、可能な限り多くの情報を持ち、実態を知った上で判断してほしいと思うのです。

優生思想はもちろん極端な例です。もっと身近で判断すべきこととして、精神疾患を持った方にどのような姿勢を選ぶのか、社会の中にどこまで受け入れるのか、長期入院をどこまで強いるのか、身体合併症をどこで見るのか、終末期の方にどこまでの延命治療をするのか、そして、「その死に誰が寄り添うか」。それらについて、どこかで線引きをせざるを得ないことは確かです。それはどこなのか、判断するのはどこかの見知らぬ誰かではなく、社会全体であり、つまり今ここにいる私たちです。その判断の材料として、参考にしていただければと思い、書かせていただいたコラムでした。

そう、先ほど尋ねた問いを放置していましたね。

精神科単科病院がどこにあるかご存じでしょうか。救急病院や大きな病院は街中にたくさんあります。しかし、ほとんどの精神科単科病院は、人里離れたところや、近くても山の麓、そのようなところにばかりあるのです。1つには、静かな環境で療養するためという目的もあるのでしょう。しかし、それだけではないはずです。離れた場所に人知れず隠されている。見たくないものを見ないですむように蓋をされている。そのような意図を感じずにはいられません。それを差別と言わず何と言うのでしょう。差別しているのは誰でしょうか。そうですね、私であり、あなたを除く、全員です。もしかするとあなたも、でしょうか。

そして、この場所で亡くなっていく方々を見ていると、まるで、闇の中に見捨てられた命のように感じてしまうことも多くありました。それでもその最期に、寄り添う家族や友人の方々がいました。あるいは誰もいない時、私たち、病院のスタッフが寄り添いました。それは闇の中の微かな光だったのではないか。そうであってほしいと祈るほかありません。

私が勤める病院も、ご多分に漏れず、盆地の山の麓にあります。山を背にすれば、正面に悠然とそびえる比叡山をはるかに望みます。晴れた夕暮れ、比叡の空高く、頂きへと向かう風の中に、長い苦しみから解き放たれた魂が静かにただよい、虚空へ帰る。そんな幻想が頭をかすめます。

そして自分もいつか、その中へ吸い込まれていくのだろう。ふと浮かんでくるそんな心象をため息とともに風に流して、病棟へ向かいます。

特別編

# 相模原障害者施設殺傷事件と精神科医療

本編は先ほどの章でいったんは終わりです。ここからは、書籍化にあたり追加したものとなります。本編とは少しテイストが異なりますが、全く関係ないわけでもありません。精神科医療に対する私の姿勢、というような意味合いになろうかと思います。（文庫版注：これは２０１６年時点での執筆になります。その後、様々なことが明らかになりましたが、論点としては大きくは変わりませんので当時の文章のままで掲載させていただきます。ご了承の上、参考にしてください。）

最後の章でも少し触れましたが、本書の基となった連載を続けている間に相模原障害者施設殺傷事件が起こりました。この事件はいくつかの点で精神障害との関連があります。まず、障害者施設に入所されている方の中に精神疾患、特に知的能力障害の方がおられた点、容疑者が措置入院という精神医療特有の制度での入院歴があった点、そして犯行の背景に優生思想と呼ばれる精神疾患と密接な関係のある思想があったとされる点などです。この事件をきっかけに、精神医療のある面は世間に知られることとなりました。それ自体は良いことだと思います。不幸中の幸いとでも言うべきでしょうか。

この事件について、精神科関係者であれば、特に精神科医であれば、おそらく思うこと、言いたいことの一つや二つは持っているはずです。しかし、いまだ事実関係が明らかでなく、執筆時点では容疑者の精神鑑定も終わっていません。そのような中で何かを述べることは非常に難しいのですが、いくつかの懸念を書いておきたいと思います。仮定の上に仮定を重ねるような話になるかもしれませんが、この事件に対してというよりも、同じような状況を想定した一般論として考えていただければよいかと思います。この本を書いた目的も精神医療の紹介でした。その一環とお考えいただけると幸いです。

被害者の方々が障害を持っていて、その名前も公表されていないことについては前章で書きましたので、ここでは措置入院の件について少し触れたいと思います。容疑者は事件の前に措置入院になっています。そして退院後に事件を起こしました。これには様々な意見があるようです。

代表的なものとしては、2つの問題が挙げられます。まず、措置入院が妥当だったのか、ということ。つまり容疑者は本当に精神疾患だったのか、という問題です。また、もう1つは退院の判断は妥当だったのか、という問題。つまり、退院した後に事件を起こしたわけで、もっと入院を続けるべきだったのではないかということです。

これらを考えるにあたって、私はいくつかに場合分けをして考えた方が分かりやすいと思っています。

1つ目は、容疑者はそもそも精神疾患を持っていたのか。

2つ目は、精神疾患を持っていた場合、事件と関連はあるのか。

3つ目は、精神疾患と事件に関連があったとして、事件は予見可能だったのか。

4つ目は、予見可能だったとして、事件を防ぐことができたのか。

最後に副次的な問題として、精神疾患と関連があった場合、事件当時、容疑者には責任能力があったのか。

精神疾患を持っていなかった場合は、当然、事件と精神疾患は関係ないわけです。その場合は、措置入院は不要だったでしょうし、仮に診断が不十分であり（措置診察は限られた時間、情報で行うのでやむを得ない場合もあります）、措置入院としてしまった場合でも退院は当然です。精神医療はあくまで病気の治療であって、犯罪を防止するためのものではありませんし、犯罪を起こしそうだからといって病気でもないのに入院を強いることは予防拘禁であり、それは精神医療の預かり知らぬところです。

そこで仮に容疑者が精神疾患を持っていたとして話を進めましょう。その場合でも、精神疾患と事件が関係あるかどうかは難しい問題です。容疑者は優生思想を持っていたと報道されています。しかし、それ自体は精神疾患の症状とは言えません。妄想ではないか、という意見もあるようですが、前章でも書いた通り、優生思想はありふれた思想であり、現実に最近まで法律として思想が具現化されていたわけです。それだけで妄想とは言い切れません。さらに、優生思想を持つことと、それを行動に移すということにはかなりの飛躍があるように思われます。もしかしたらそこに病的なもの、例えば「自分はこの思想を実行してよい人間だ」というような誇大妄想が関与していたかもしれません。これについては憶測の域を出ませんので、これ以上の深読みは避けることとします。

次に、精神疾患と事件に関連があった、つまり、事件を起こした一因として精神疾患が関与していた、という場合を考えます。この場合でも、事件を予見できるかと問われると非常に難しいと思われます。病状が触法行為につながることはあり得ます。といって誤解されてはいけないので補足しておきますが、精神疾患を持つ人が犯罪を犯しやすいという意味ではありません。それについても様々な議論があるようですのでここでは触れませんが、割合、比率の問題ではなく、病状と触法行為が関連していることは起こり得るとは言えます。幻覚に行動を左右されている場合や、躁状態で易怒性が亢進している時などに触法行為があった場合、疾患と関連があることは多いでしょう。

そのような場合でも、将来、触法行為をする可能性がどれぐらいあるかということを判断するのは、熟練した精神科医でも容易ではありません。というよりも、現代の医学の水準では誰にも予測できない、という方が真実に近いと思います。逆に言えば、明らかに病状が悪くてこのままだと自傷・他害に及ぶ可能性が高いと判断できる措置入院になるようなケースは例外的と言えるかもしれません。この事件のように、歴史上まれに見るような前例のないケースでは、仮に精神疾患が関与していたとしても予見は難しいといえます。

しかし、それでも予見が可能だったとしましょう。精神科医が診察をして、これは精神症状による触法行為の可能性がある、と判断できた場合。その場合でも、それを防ぐことができるか、というまた別の問題が生じます。

薬物療法が効果のある精神疾患は限られていますし、効果があったとしても限定的な場合が多いです。薬だけですっかり良くなる、というのはまれです。認知行動療法、心理療法など様々な治療を尽くしても必ずしも全ての疾患を治せるわけではありません。そのような治療が困難な疾患、症状の場合は、触法行為が予見できたとしても治療は困難なケースもあるのです。この容疑者が事件と関連する精神疾患を持っており、それが治療可能であったのなら、強制的にでも治療する意義があったでしょう。

では、治療が困難、あるいは現在の医学では不可能であった場合。その場合はどうするべきなのでしょう。もしかすると、そのための方法の一つとして、措置入院の継続という選択肢が挙げられるのかもしれません。これについても多くの議論があり、賛否は分かれるところです。先ほど述べたように、精神医療の目的は治療であって、犯罪防止ではないのです。触法行為があるからといって、むやみに行動を制限して人権を侵害することは精神医療の範疇を逸脱しているとも言えるでしょう。

しかし、このような観点もあるのではないか、とも思うのです。

精神科医の専門的な知識を踏まえた見解として触法行為が予見できる場合、それでも退院を許可する、ということはその患者にとって利益があるのかどうか。患者が退院後に触法行為をして刑罰の対象となる、結果的に刑に服するに至ることと、患者が病院に強制入院させられること、どちらが患者にとって利益となるか。有り体にいえば、どちらがまだマシか。

これもあらかじめ補足しておきますが、今行っているのは仮に自分がそのような患者の主治医になった時、どう考えるかという思考実験です。一般市民として社会的にどうか、という観点は後ほど論じたいと思いますので、そこはしばし置いていただいて、いったん精神科医の立場としての思考に少しだけお付き合いください。

精神医療という観点から少し視野を広げて、患者の利益にとってどうなのか、人道的観点としてどうしてあげるのが良いのか。もちろんこれは医療の範疇外なのかもしれません。どうして「あげる」のが良いのか、という表現をせざるを得ないこと自体、上から目線でパターナリスティックな見解とは言えます。とはいえ、入院と退院とであまりにもその結果に差がある場合には、医療の範疇から離れてでもなんとかできないものか、という感情を持ってしまうのはそれほど間違ったことだろうか、とも思うのです。

そしてもっとややこしいことには、触法行為を予見することは完全に医療の範疇外になるというわけではなく、医療的な専門知識を持っているからこそ予見可能な場合があり得る、ということです。一般社会や警察にだけ任せていては予見できない、ということもあり得るでしょう。その場合、医療の範疇外と言い切れない面もあり、簡単に結論を出せない気がしています。

さて、今回の容疑者に関しては、触法行為といっても大量殺人です。ここで、先述の最後の問題が関連してきます。つまり、事件当時、責任能力があったのかということです。

責任能力がない、と判断された場合は、司法ではなく医療の範疇に置かれることとなります。いわゆる医療観察法などその制度の是非についても議論は多くありますが、今は触れません。現行法上そのようになる、ということです。

一方、責任能力がある、と判断された場合には、この容疑者の場合、ほぼ間違いなく死刑となることが予想されます。

もちろん、事件を起こす時に責任能力があるのかないのか、事前に予測することは困難極まりないことですが、仮に、責任能力を持った上で事件に至るであろう、と予見できた場合を想定します。その場合、死刑になることが分かっている人を、退院させることが人道的に許されるのか。

ここではあえて、殺人の被害者については考えないこととしています。というのも、上述したように、医療は犯罪を防ぐための行為ではないという観点からです。まずは患者の利益だけを考える、という思考実験です。

仮定の上に仮定を重ねた議論で分かりにくくて申し訳ありませんが、現在社会的に議論されている、措置入院からの退院が妥当であったかどうか。それを考える上で、個別の細かい情報が不明な場合でも想定できる、議論の整理の仕方を提示してみました。

仮定の話ばかりだったのでスッキリしませんね。そこで、少しだけ私の予想を書いてみます。診察もしていない人に対する診断や論評は精神科医としてご法度ではありますが、ここまでの議論を具体的にイメージする目的として、少しだけ見逃してください。報道などの情報で知り得た範囲からの予想です。そういう不確かな情報からですが、何となく、この容疑者は何らかの精神疾患を持っていて、それは事件とも関連していたのではないか、そして責任能力はあったのではないか。一方、予見は不可能に近く、治療も難しかったのではないか。そんな印象を持っています。

そう考えたとして、少し話を進めます。事件を受けて政府は措置入院後の支援体制を検討するとしました。そして2016年9月14日に厚生労働省は再発防止策検討チームの中間報告を公表しています。その中では病院や医療体制の不備がいくつか指摘されました。それだけを見てしまうと、あたかも医療の関与が不十分だったために防げたはずの事件が起こってしまったかのような印象を受けてしまいがちです。しかし、先ほども書いたように、私はこの事件に関しては、予見も治療も不可能であった可能性が高いと感じています。そうだとすれば、厚労省の中間報告は厳しすぎる見解であり、それによって、むやみに患者を監視し管理していくような、誤った方向に対策が進められはしないか、という懸念があります。事件に無関係な一医師の根拠の乏しい予想ではありますが、そのような観点もある、ということは知っておいていただいてもいいのではないかと思います。

さて、ここまでは精神科医として診察した場合の想定にお付き合いいただきましたが、一般市民として、どう考えるべきか、について少し私見を述べたいと思います。

「罪を憎んで人を憎まず」ということわざがあります。それは理想論としては正しいのかもしれませんが、現実問題としては簡単に感情を制御できるものではありません。この容疑者のしたことは、未曽有の大量殺人です。それは精神疾患の有無にかかわらず、決して許されないことであり、普通の市民感情として、容疑者に対して憎悪の念を抱くのは自然なことだと思います。我々の安全も脅かされたと考えれば心情的には私たちも間接的な被害者とすら言えます。

また、精神疾患の有無、責任能力の有無にかかわらず、死刑を望む気持ちというのも当然とすら言えるでしょう。それについて、私は否定するつもりはありません。特に、私の予想では責任能力はあったと想定しています。判決は死刑の可能性が高いです。そうなったとしても個人的には特に異論はありません。

と前置きをした上で、少し心に留めていただきたいことがあるのです。死刑の是非については議論がありますし、死刑の目的については専門外なのであえて論じるのは避けますが、おそらく多くの方が死刑もやむを得ない、と考えておられるでしょう。そしてその考えの中には、容疑者のような存在は社会から消し去った方が良い、というものも含まれているのではないかと思います。

そこで、再度前半の議論に戻ります。この容疑者は精神疾患であった可能性がありますす。そして疾患が事件に関連している可能性もあります。その場合、容疑者の死刑を望むことは、そのような精神疾患を持った者は社会から排除すべきである、という論理に非常に近づいている可能性はないでしょうか。それは「障害者は社会から排除すべき」という容疑者が持っていたとされる優生思想にとても似てしまうのではないか、という懸念があるのです。

もちろん、施設にいる障害者は殺人など犯していません。社会に害も及ぼしていません。それらを同列に語るのは間違っている、という意見はその通りかもしれません。しかし、線引きはあるにしても、発想としては同一線上にはあるのではないか、という危うい匂いのようなものは少し感じておいてもよいのではないかと思います。

というのは決して観念論や理想論だけでもないのです。私は実際に、触法行為を犯してしまいかねない精神疾患を持った方々を日々見ています。そしてその方々に対する、社会からの冷たい目、差別を常々肌で感じています。ともすれば、油断をしていれば、社会から排除されてしまうのではないか。いや、既に精神病院という場所に排除されてしまっているのではないか、という危機感も覚えています。

もちろんそのような触法行為と大量殺人とを同列には語れないのは当然ですが、不都合なものはなかったことにしてしまおう、臭いものには蓋をしよう、という無言の圧力に対して敏感になってしまう感覚にも少しだけご理解をいただきたいのです。そしてできることなら共感もしていただきたいのです。

そしてもう一度、精神科医としての視点、仮に自分がこの容疑者の主治医であったら、という観点に戻ります。

そもそも医療と司法は別物です。精神鑑定など関連はありますが、基本的には独立して考えるべきものだと思います。そう考えた時に、これはかなり極端な見解と自覚した上で提案しますが、仮にこの容疑者に死刑という判決が下ったとしても、それとは関係なく、この容疑者は治療を受けるべきだと思うのです。本人が望んだ上でですが。死刑が執行される日まで治療は続けても良い。実際に行うのか、そこまでの手間やコストを社会的に負うべきなのか、という現実問題はあるとしても、観念上は、そこまで医療と司法を区別して考える視点があっても良いのではないかと思います。あえて例えて言うなら、「罪を憎んで病を憎まず」というような言い方もできるでしょうか。

これはあくまで医療者としての立場であり、一般の方までが共有するべき感覚とは思いませんが、このような立場に立つものが限定的にでも存在する、ということは社会にとって有意義なのではないか、とも思います。

ここまでかなり仮定の議論が重なりました。容疑者が精神疾患と関係なければすべて成り立たない話ではありません。ただ、措置入院を経ている以上、精神疾患を持っている可能性についても考えてもよいのではないか、と思いました。そのような場合を想定した思考実験でした。

これらを通して、結局私が何を言いたいのか、一言でいうなら、精神疾患に対する差別に気づいてほしい、ということです。そして、その差別と排除の論理に対する過敏な恐れです。

この相模原障害者施設殺傷事件の報道を通じて、被害者についても、容疑者についても精神疾患との関連がありました。その上で、措置入院を続けておけばよい、退院した後も医療が監視しておけばよいという安易な発想には、精神疾患に対する差別と排除の論理が含まれているのではないか、という懸念について述べてみました。特別編として書きましたが、これらは本編とも共通する問題意識ですので、少し長くなってしまいましたが、私見を述べました。回りくどく分かりにくかった点も多々あるかもしれませんが、事件や精神医療を考える上での1つのヒントにしていただければ幸いです。

# あとがき

まえがきにも書きましたが、これは日経メディカル Online で医療関係者向けに連載したコラムをまとめたものです。そのため、特に説明なく専門用語を使用しているところもあります。しかし、かなり嚙み砕いて書いたつもりです。読者の想定は、まずは精神科以外の医療関係者でしたが、一般の人が読んでも理解できるように、と考えながら書いていました。

精神医療は一般にもタブー視されがちですが、実は医療の中でも、むしろ、医療の中でこそタブー視され差別されているような気もします。少しでも精神医療を知るきっかけにしていただければ、また、考えるヒントになればと願っています。

本編で言いたいことは言ってしまったので、あとがきに書くことは特にありません。最後に、毎回編集・校正だけでなく、感想・ご意見までいただいた日経メディカル記者の増谷彩さんにお礼を言いたいと思います。ありがとうございました。
それでは、あとがきらしい締め方で終えたいと思います。

平成28年10月24日　秋晴れの比叡の山並みを眺めつつ

東　徹

# 文庫版あとがき

出版から8年が経ち、文庫版を出版する機会を得てうれしく思っています。あらためて読み返しましたが、特に大きく書き直す必要はなさそうです。それはこの8年で精神医療の問題点が変わっていない、という悲しい現実でもあります。ともあれ、こうしてより気軽に手に取れるかたちで精神医療について読んでいただける機会が増えたことは喜ばしいことです。

ぜひ、多くの方に読んでいただきたく思います。周りの方にもお勧めいただければ幸いです。

令和6年　冬　東　徹

本書は、２０１７年3月に日経ＢＰから発行した同名書籍に修正を加え、
文庫化したものです。

日経ビジネス人文庫

# 精神《せいしん》科《か》病院《びょういん》で
# 人生《じんせい》を終《お》えるということ
## ――その死《し》に誰《だれ》が寄《よ》り添《そ》うか

2025年2月21日 第1刷発行

著者
**東 徹**
ひがし・とおる

発行者
中川ヒロミ

発行
株式会社日経BP
日本経済新聞出版

発売
株式会社日経BPマーケティング
〒105-8308 東京都港区虎ノ門4-3-12

ブックデザイン
鈴木成一デザイン室＋ニマユマ

本文DTP
マーリンクレイン

印刷・製本
中央精版印刷


Printed in Japan ISBN978-4-296-20761-9